AF568776

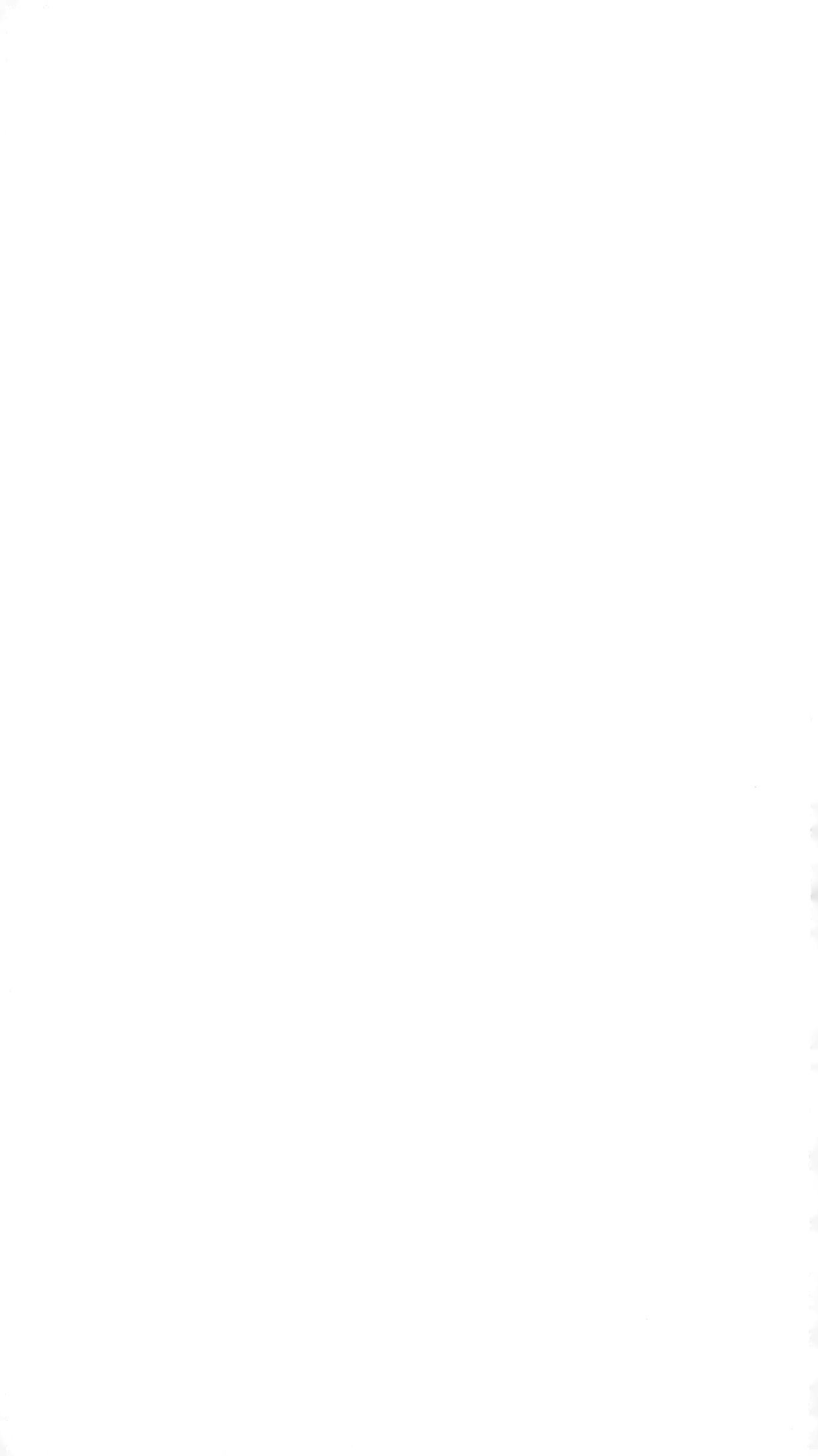

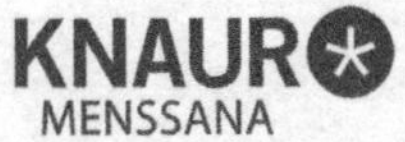
KNAUR
MENSSANA

Bernard Jakoby

Unsterbliche Kinderseelen

Das Abenteuer der menschlichen Seelenreise

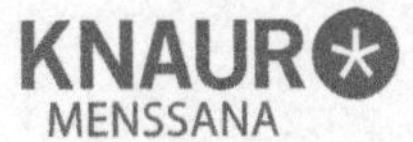

Besuchen Sie uns im Internet:
www.mens-sana.de

Aus Verantwortung für die Umwelt hat sich die Verlagsgruppe Droemer Knaur zu einer nachhaltigen Buchproduktion verpflichtet. Der bewusste Umgang mit unseren Ressourcen, der Schutz unseres Klimas und der Natur gehören zu unseren obersten Unternehmenszielen. Gemeinsam mit unseren Partnern und Lieferanten setzen wir uns für eine klimaneutrale Buchproduktion ein, die den Erwerb von Klimazertifikaten zur Kompensation des CO_2-Ausstoßes einschließt. Weitere Informationen finden Sie unter: www.klimaneutralerverlag.de

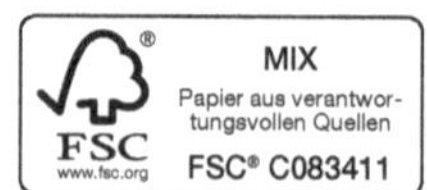

Originalausgabe September 2020

Ein Imprint der Verlagsgruppe
Droemer Knaur GmbH & Co. KG, München

Redaktion: Dr. Ulrike Strerath-Bolz
Covergestaltung: Kathrin Keienburg-Rees
Coverabbildung: vladimir18/stock.adobe.com
Satz: Adobe InDesign im Verlag
Druck und Bindung: CPI books GmbH, Leck
ISBN 978-3-426-65857-4

2 4 5 3 1

Inhalt

Einleitung

Seit fünfundzwanzig Jahren halte ich öffentlich Vorträge und gebe Seminare, in denen sich Menschen über alle Aspekte von Sterben und Tod austauschen können, sei es nun ein plötzlicher Tod, Suizid, Nahtoderfahrungen oder Nachtodkontakte. Viele wissen nicht, mit wem sie über ihre Verlusterfahrungen oder ihre Trauer sprechen sollen. Denn es herrschen immer noch große Hilflosigkeit und Schweigen, wenn jemand gestorben ist.

Das gilt in besonderer Weise beim Verlust eines Kindes – eine Erfahrung, über die kaum offen gesprochen wird. Aus Seminaren und Gesprächen mit Betroffenen weiß ich, dass für Hinterbliebene der Tod eines Kindes kaum in Worte zu fassen ist. Und wenn eine Familie ein Kind verloren hat, weicht auch das Umfeld gerne genaueren Fragen nach den Umständen des Todes aus.

Trauernde brauchen aber das Gespräch, besonders dann, wenn es um ein Kind geht. Stattdessen machen viele die Erfahrung, dass sie allein mit ihrem Verlust klarkommen müssen. Andere Menschen weichen aus und werden verlegen, weil sie nicht wissen, wie sie sich dem Trauernden gegenüber verhalten sollen. Wenn betroffene Eltern anderen gar von Nachtodbegegnungen mit ihrem verstorbenen Kind berichten, wird das nicht selten als Wunschvorstellung oder lebhafte Fantasie abgetan.

Eine Frau berichtete mir von dem Tod ihres fünfjährigen Sohnes. Daniel war radelnd vom Seitenspiegel eines Motorrads erfasst worden und war sofort tot. Die beiden Eltern wurden benachrichtigt und wollten jedem von dem Unfall erzählen. Doch sie machten die Erfahrung, dass Freunde und Verwandte es vermieden, das Thema auch nur anzusprechen.

Dahinter steckt oft die falsche Sorge, eine Wunde aufzureißen, und auch die Angst, mit dem Tod eines Kindes konfrontiert zu werden, das auch das eigene hätte sein können. Noch gravierender ist die gesellschaftliche Ausgrenzung Trauernder nach einem Suizid eines jungen Menschen.

Wenn ein Kind stirbt, verändert sich das ganze bisherige Leben von einer Sekunde zur anderen. Nichts ist mehr, wie es einmal war. Das gilt auch für die Geschwisterkinder, die deshalb unbedingt mit einbezogen werden müssen. Wenn der Tod verschwiegen wird, werden Kinder die grundlegenden Zusammenhänge zwischen Leben und Tod nicht verstehen. Das gemeinsame Erinnern und Trauern hilft einem Kind, den Verlust eines nahestehenden Menschen zu verarbeiten.

Das gilt ebenso für eine Fehlgeburt, eine Totgeburt sowie einen plötzlichen Säuglingstod. In solchen Fällen hatten die Eltern keine Möglichkeit, ihr Kind überhaupt kennenzulernen; oft haben sie es nicht einmal gesehen. Das ist so, als habe es nie existiert. Ein Baby, das tot geboren wurde, kann aber noch im Arm gehalten und betrachtet werden, wodurch es seinen Platz in der Familie einnehmen kann, natürlich auch unter Einbeziehung der Geschwister.

In diesem Buch werde ich mich intensiv mit dem Sterben von Kindern auseinandersetzen. Das Phänomen, dass sich gegenwärtig immer mehr Kleinstkinder zwischen zwei und fünf Jahren an frühere Leben erinnern, wirft die Frage nach Reinkarnation auf. Wiedergeburt ist stets verknüpft mit der Frage, ob unser Seelenbewusstsein nach dem Tod weiter existiert und die Seele sich möglicherweise in einem anderen Körper reinkarniert.

Wenn wir sterben, wechseln wir nur die Frequenz, da der Tod nur ein Übergang ist in eine andere Form des Seins. Innerhalb der Sterbeforschung werden Geburt, Tod und Wiedergeburt als evolutionärer Lernprozess angesehen. Rückführungstherapeuten haben in den letzten zwanzig Jahren Menschen nicht nur in frühere Leben zurückgeführt, sondern auch Zugang gefunden zum Leben zwischen den Leben, also dem, was wir Jenseits nennen. Michael Newton oder Brian Weiss haben durch Rückführungen in diesen Bereich darüber berichtet, dass die Seele Pläne für ihr künftiges Leben erstellt und dass auch alle größeren Herausforderungen und Wendepunkte unseres Lebens vorausgeplant sind. Die irdische Persönlichkeit, das Ich, hat durch den freien Willen die Möglichkeit, an den gemachten Erfahrungen zu reifen und zu wachsen oder mit Wut, Angst und Schmerz zu reagieren. Diese grundsätzlichen Einsichten, die im Folgenden vertieft dargestellt werden, können zur Erhellung der Fragen beitragen, die von Eltern eines verstorbenen Kindes gestellt werden.

Ein junger Mann berichtete mir vom Tod seines vierjährigen Sohnes, der schwerstbehindert geboren worden war. Ebenso hatte er von Geburt an einen schweren Herzfehler. Der Junge war Lebensinhalt seiner Eltern durch die reine

Liebe, die er zu geben vermochte. Wusste er, dass er sterben wird? Warum wurde der Junge behindert geboren? Warum lässt Gott das zu? Was ist der Sinn dieses so kurzen, schweren Lebens?

Das sind die wiederkehrenden Fragen, mit denen sich Eltern nach dem Verlust ihres Kindes geradezu quälend auseinandersetzen. Dabei sollte nicht vergessen werden, dass sterbende Kinder ihre geistige Heimat kennen und keine Angst haben. Sie unterstützen ihre Eltern dabei, lieben zu lernen, und hinterlassen seelisches und geistiges Wachstum. Das langsame Sterben oder der plötzliche Tod eines Kindes sind also Lektionen für die Angehörigen.

Geburt, Tod und Wiedergeburt sind Ausdruck unseres ewigen Seins. Geburtserinnerungen und vorgeburtliche Kommunikation mit der Seele, die sich inkarnieren will, werden durch Rückführungen ebenso erinnert, wie sich viele Kleinstkinder spontan an ein früheres Leben erinnern – auch daran, wie es im Himmel war und wie sie sich ihre Eltern ausgesucht haben.

Bewusstsein ist unsterblich, und wir sind hier inkarniert, um Erfahrungen zu machen: Seelisch und geistig zu wachsen und lieben zu lernen. Die Nahtod- und Nachtodforschung haben aufgezeigt, dass das Fortleben nach dem Tod real ist. Auch unzählige Medien berichten über Mitteilungen von Kindern aus der geistigen Welt. Das alles bezeugt, dass wir alle, wie auch die Kinder, niemals sterben.

Kinder sterben anders als Erwachsene – das hat schon Elisabeth Kübler-Ross in den Siebzigerjahren festgestellt. Sie durchlaufen einen erstaunlich schnellen Reifungsprozess und haben ein inneres Wissen von dem, was ihnen bevorsteht. Nicht selten geleiten diese Kinder die untröstlichen Eltern durch ihren Sterbeprozess.

Kapitel 1

Das Seelenbewusstsein

Die Abenteuer der menschlichen Seelenreise sind weitaus aufregender, als unser Verstand das erfassen kann. Sie vermitteln nicht nur eine völlig neue Sichtweise der Wirklichkeit, sondern lassen den Gesamtzusammenhang unseres Lebens in einem neuen Licht erscheinen. Aus der Sicht der unsterblichen Seele planen wir in der geistigen Welt unser Leben und können, indem wir uns mit unserer inneren Welt verbinden, den tieferen Sinn unserer Leiden, Probleme und Krisen erkennen. Wir tragen alles Wissen in uns. Daher ist es erforderlich, die Begriffe Bewusstsein und Seele zu erklären.

Was ist Bewusstsein?

Nach vielen Jahren der Auseinandersetzung mit Nahtoderfahrungen, Sterbeerlebnissen oder Begegnungen und Kontakten mit Verstorbenen ist mir die absolute Gewissheit erwachsen, dass Bewusstsein nach dem Tod des physischen Körpers weiterbesteht.

In den Vorstellungen konventioneller Wissenschaftler

ist Bewusstsein (Geist) von einem aus Materie bestehenden Gehirn hervorgerufen worden. Demnach *sind* wir unser Körper, und mit dem körperlichen Tod eines Menschen endet jegliches Bewusstsein. Einzig die Materie gilt als Basis unserer Wirklichkeit. Die materialistische Wissenschaft geht von einer Realität aus, die einzig auf physisch beobachtbaren Daten basiert. Bewusstsein wird auf neuronale Prozesse reduziert, obwohl es neben der äußeren, subjektiven Beobachtung viele nicht beobachtbare und nicht nachweisbare Aspekte wie Gefühle, Gedanken, Inspiration oder Intuition gibt.

Demgegenüber hat die Sterbeforschung der letzten Jahre aufgezeigt – vor allem durch die verstärkte Erforschung der Nahtoderfahrungen respektive der damit einhergehenden körperlichen Erfahrungen –, dass wir für eine erweiterte Wahrnehmung weder Augen noch Gehirn brauchen. Das, was wahrnimmt und die andere Wirklichkeit erlebt und erfährt, ist unser Bewusstsein. Die außerkörperliche Erfahrung ist der stärkste Beweis für die Existenz des Bewusstseins außerhalb und getrennt vom Körper.

In den letzten Jahren sind viele Quantenphysiker, Neurologen, Kosmologen oder Mediziner durch zahlreiche Publikationen in wissenschaftlichen Zeitschriften oder durch Interviews an die Öffentlichkeit getreten und postulieren eine neue Sicht der Welt. Demnach ist unsere Wirklichkeit aus einem allumfassenden Bewusstseinsfeld hervorgegangen, an dem wir alle Anteil haben. In diesem Sinne sind wir alle eins, da der Urgrund der Wirklichkeit, jenseits von Raum und Zeit, in einer für uns unsichtbaren höheren Dimension wurzelt. Bewusstsein ist ein Teil dieser Grundsubstanz, aus der wir alle hervorgegangen sind. Das gesamte Universum ist von Bewusstsein erfüllt und durchdrungen, und es ist nicht ortsgebunden. Das Gehirn erzeugt das Bewusstsein nicht, sondern überträgt es lediglich und macht es erfahrbar.

Es gibt nur ein allumfassendes endloses Bewusstsein, das überall, in diesem Leben oder in höheren Seinsdimensionen gegenwärtig ist. Aus dieser Quelle, dem Urgrund, ist alle Materie und sind alle Dinge, Geist und Bewusstsein hervorgegangen. Die heutigen Physikwissenschaften sprechen von einer zugrundeliegenden kosmischen Dimension, die sich jeglicher Beobachtung entzieht, da sie jenseits von Raum und Zeit existiert. Bewusstsein hat keine biologische Grundlage.

Anita Moorjani, die eine der intensivsten Nahtoderfahrungen erlebte, schreibt:

> *Es war wichtig für mich, ein Bewusstsein davon zu erlangen, dass ich weitaus mehr bin als mein biologischer Aspekt, dass ich etwas unendlich Größeres bin. Und ich möchte noch einmal wiederholen, dass Krankheiten nicht unsere Schuld sind! Vielmehr vertrete ich die Ansicht, dass unsere Biologie auf unser Bewusstsein und Gewahrsein reagiert; Kinder, Tiere und unsere Umwelt tun das auch. Unser Bewusstsein kann die Bedingungen auf dem Planeten auf sehr viel umfangreichere Weise verändern, als uns klar ist. Der Grund dafür ist, dass wir alle miteinander verbunden sind.*[1]

Jeder erlebt Bewusstsein auf seine eigene individuelle Weise. Wir können Bewusstsein nicht beobachten, sondern nur erfahren. Unser Gehirn jedoch kann zum Gegenstand einer Beobachtung werden. Wir sehen eine graue Substanz mit vielen neuronalen Netzen. Das Bewusstsein können wir nicht sehen. Wenn die Gehirnfunktionen verlöschen, bedeutet das, dass Bewusstsein auch ohne das

Gehirn weiterexistiert. Es ist non-lokal und es existiert unabhängig von einem Körper. Das belegen in eindeutiger Weise die Nahtoderfahrungen wie auch alle möglichen Formen von Kommunikationen mit Verstorbenen. Bewusstsein ist also nicht in der manifesten Welt angesiedelt, sondern gehört zu einem transzendenten spirituellen Bereich, dem allumfassenden göttlichen Bewusstsein.

Dieses Überbewusstsein liegt allen anderen Dimensionen oder Ebenen zugrunde. Es empfängt einerseits Informationen aus der stofflichen Welt und ist andererseits Informationsvermittler unseres Bewusstseins. Wir erfahren diese höhere Dimension, indem wir ihre Wirkung wahrnehmen können. Da das kosmische Bewusstseinsfeld alles Sein durchdringt, haben wir durch unser Bewusstsein Zugang zu allem Wissen, das im morphogenetischen Feld (auch als Akasha-Bewusstsein bezeichnet) gespeichert ist. Wir alle tragen das als Potenzial in uns, erweitertes endloses Bewusstsein zu erfahren. Das menschliche Bewusstsein ist eine örtlich-begrenzte Manifestation des allgegenwärtigen göttlichen Bewusstseins. Dabei stellt sich die Frage, wie ein immaterielles Bewusstsein in die materielle Welt eindringen und Informationen übertragen kann. Ervin László und Anthony Peake schreiben:

> *Wir haben gesagt, dass jeder Quant, jedes Atom und jede aus Atomen zusammengesetzte Struktur – unser Gehirn und unser physischer Körper inbegriffen – aus der verborgenen Dimension des Akasha heraus informiert wird. Der Prozess des In-formierens gelingt durch die Empfindlichkeit der subneuralen Strukturen unseres Gehirns gegenüber Fluktuationen auf der Quantenebene. Die Gehirnstrukturen reagieren auf*

die orchestrierte objektive Reduktion, durch die das Bewusstsein auf die feinste Ebene der Raumzeit in die manifeste Welt eindringt.[2]

Die Erforschung der Nahtoderfahrungen lässt den Schluss zu, dass unser Wachbewusstsein, das wir in unserem Alltag erleben, nur ein Teil des endlosen non-lokalen Bewusstseins ist. Das allumfassende reine Bewusstsein besteht aus Informationsfeldern, in denen alle Weisheit, alles Wissen und – da das unser wahrer Ursprung ist – bedingungslose Liebe gegenwärtig und verfügbar sind. Dieses Bewusstseinsfeld befindet sich jenseits von Raum und Zeit und ist gleichzeitig überall vorhanden, ob im Universum oder in geistigen Dimensionen. Wenn wir sterben, wechseln wir in dieses kosmische Bewusstsein und erlangen Zugang zu allem, was ist. In den Nahtoderfahrungen zeigt sich immer wieder, dass wir auf unvorstellbare Weise geliebt werden. Anita Moorjani schreibt:

In meinem Nahtodzustand erkannte ich, dass das gesamte Universum aus bedingungsloser Liebe besteht und dass ich ein Ausdruck davon bin. Jedes Atom, Molekül, Quark und Tetraquark besteht aus Liebe. In mir kann nichts anderes sein, weil das meine Essenz und die Natur des gesamten Universums ist. Auch die dem Anschein nach negativen Dinge sind allesamt Teil des grenzenlosen Spektrums bedingungsloser Liebe. Tatsächlich ist die Universelle Lebenskraft-Energie Liebe, und ich bestehe aus universeller Energie.[3]

Bewusstsein war immer und wird immer sein, und der Tod ist nichts anderes als der Übergang von einem Bewusstseinszustand in einen anderen. Wir *haben* einen

Körper, *sind* aber Bewusstsein. Leben und Bewusstsein sind grundlegende Faktoren des Universums. Bewusstsein ist die Schöpferkraft, erschafft das materielle Universum und stirbt nie. Das nicht-lokale Bewusstsein bietet die Möglichkeit, mit den Gedanken und Gefühlen anderer zu kommunizieren, ebenso wie mit dem Bewusstsein Verstorbener. Die Quelle allen Seins, das Göttliche ist die unsichtbare, immaterielle Welt, die in uns und um uns herum ist.

Information kann nur durch ein Bewusstsein, durch Gedanken erkannt werden. Bewusstsein ist das Entscheidende, um neue Erfahrungen zu machen und Wissen in Handeln umzusetzen. Bewusstsein ist kein Nebenprodukt des Gehirns, wie immer noch behauptet wird, sondern ein non-lokales Informationsfeld, das den Menschen zur Verfügung steht, um der Realität Sinn und Bedeutung zu verleihen. Bewusstsein ist die Antriebskraft, die Voraussetzung jeglicher Schöpfung.

Die Unabhängigkeit des Bewusstseins vom Gehirn zeigt sich in den außerkörperlichen Erfahrungen der Nahtoderlebnisse. Wenn Bewusstsein vom Körper bzw. Gehirn erzeugt würde, wäre nach dem klinischen Tod nichts mehr vorhanden. Da aber Abermillionen von Menschen von einer erlebten Bewusstseinskontinuität sprechen, müssen wir davon ausgehen, dass Bewusstsein nicht in uns erzeugt wird.

Bewusstsein ist die Basis allen Seins, ein Urprinzip des Kosmos und ein Schalter für alle Informationen des Universums. Dahinter steht ein geistiges Prinzip – nennen wir es Gott oder Quelle oder Urkraft –, von der wir ein Teil sind. Wenn wir diese Erkenntnisse umsetzen würden, könnten viele Phänomene des Geistes erklärt werden. Das wahre Selbst ist viel größer als der Körper. Im außerkörperlichen Erleben zeigt sich, dass Bewusstsein viel mehr ist als ein Konstrukt des Gehirns, da es weit darüber hinausragt.

Während des Lebens im Körper haben wir nur zu einem begrenzten Bewusstsein Zugang. In der außerkörperlichen Wahrnehmung jedoch sieht man nicht nur mit den Augen, sondern man fühlt das Geschehen auch. Wir wissen augenblicklich, was ein anderes Wesen ausmacht, was seine Erfahrungen sind und wie es ihm gerade geht. Bewusstsein ist grenzenlos. Das wirkliche Leben ist nicht auf die dreidimensionale Welt beschränkt, sondern geht weit darüber hinaus. Es erreicht Dimensionen, die unendlich und unbegrenzt sind: die multidimensionalen Bewusstseinsebenen.

Bruno Würtenberger erlebte eine Bewusstseinserweiterung während einer Nahtoderfahrung:

> *Es war wunderschön, im Licht zu sein. Oh, ich dachte mir, jetzt bist du ganz alleine – ich habe in dem Moment niemanden gesehen. Das Spannende war jedoch, ich konnte die gesamte Menschheit wahrnehmen. Ich erfasste die Milliarden Gedanken, die unzähligen Stimmen, die es auf der Erde gibt, ohne dass es mich irgendwie gestresst hätte. Ich war da und hab das alles aufgenommen, und ich wusste, ich bin hier, und dort ist die irdische Welt, dort findet es statt. Mein Bewusstsein schien grenzenlos zu sein.*[4]

Wir sind ein Teil einer größeren Wahrheit, und unsere Realität im Hier und Jetzt ist nur ein kleinerer Teil des größeren Ganzen. Bewusstsein ist ein Zustand, der durch die Verfügbarkeit von Wissen und Wahrnehmung entsteht.

Bewusstsein ist der Weg, um die Welt zu erkennen, und ein universales Phänomen. Es durchdringt alles Sein, jeden Menschen, jede Pflanze, jedes Tier, jeden Stein. Es ist ein Sein an sich, in das wir eingebunden sind. Als Menschen sind wir uns unserer selbst bewusst und können Gedanken und Erfahrungen reflektieren, die wir auf uns selbst und andere beziehen.

Im Körper ist Bewusstsein beschränkt auf die Wahrnehmungsfähigkeit unserer fünf Sinne – Hören, Schmecken, Riechen, Fühlen und Sehen. Deshalb nehmen wir immer nur Ausschnitte aus der äußeren Wirklichkeit wahr – niemals das Ganze, da bewusste Wahrnehmung davon abhängig ist, auf was wir uns fokussieren.

Bewusstsein ist das Informationsfeld, durch das wir letztlich Zugriff haben aufs gesamte Wissen des Universums. Es ist überall und unendlich und nicht an den Körper gebunden. Es existiert im Diesseits wie im Jenseits und steuert die innewohnende Lebensenergie des Menschen und nicht das Gehirn. Alle Bewusstseinsimpulse sind unabhängig vom Körper als Ausdruck und Informationsträger des *einen* Geistes, von dem wir nie getrennt sind. Besonders die Nahtoderfahrungen konfrontieren uns mit der Tatsache eines körperunabhängigen Bewusstseins. Das Ich erlebt eine immense Erweiterung des Bewusstseins, die unabhängig von Zeit und Raum ist. Jenseits der körperlichen Ebene wechselt das Ich in ein allumfassendes höheres Bewusstsein. Alles wird zugänglich, und das Ich ist Beobachter und gleichzeitig Erlebender. Wir befinden uns im Licht, im Bewusstsein der Ewigkeit des allumfassenden Urlichtes. Howard Storm schreibt:

In ihrem Zentrum herrscht ein ungeheuer konzentriertes Licht. Unzählige Millionen von Lichtkugeln flogen darum herum, die in diese große Wesenheit in der Mitte hineinflogen und herauskamen. Als wir uns dem großen leuchtenden Zentrum näherten, wurde ich von einer fühlbaren Strahlung durchdrungen, die ich als intensive Gedanken und Gefühle erlebte.[5]

Das Bewusstsein der Betroffenen erweitert sich dergestalt, dass es nicht nur das gesamte Universum erfasst, sondern auch dessen Ursprung. Norman Paulsen berichtet:

Ich dehne mich kugelförmig aus, bewege mich mit unglaublicher Geschwindigkeit in alle Richtungen gleichzeitig. Jetzt ist überall um mich herum das Licht der Schöpfung im Überfluss – Sternensysteme, Galaxien, Universen. Ich existierte in ihnen und sie in mir. Das ist reine Ekstase. Ich fühle mich jenseits der Grenzen von allem, was ich je wahrgenommen habe.[6]

Unabhängig vom Körper erkennt das Ich seine unsterbliche Geistidentität durch die Bewusstseinskontinuität des Erlebenden. Wir erkennen die wahre Wirklichkeit der Multidimensionalität. Da das Ego in diesem transzendenten Bewusstseinszustand aufgehoben ist, kann die Wirklichkeit so erkannt werden, wie sie ist, jenseits aller Vorbehalte und Illusionen. Dann offenbart sich das reine göttliche Bewusstsein als das, was es ist: Liebe, das Alpha und Omega. Liebe, Güte und Schönheit sind durch den göttlichen Funken hineingelegt in die Seele. Sie gemeinsam machen unsere Essenz aus.

Es handelt sich dabei um ein Potenzial, das verwirklicht werden will. Gott hat dieses Potenzial erschaffen, doch wir müssen danach handeln. All unsere Erfahrungen, Worte,

Gedanken und Handlungen sind im allumfassenden Bewusstsein gespeichert, das Sheldrake als morphogenetisches Feld bezeichnete. Wenn wir sterben, betrachten wir unser Leben aus einem höheren Bewusstsein heraus und nicht aus dem Ego. Deshalb erkennen wir die Gesamtzusammenhänge unseres Lebens. Bewusstsein, also Geist, ist die einzige Grundlage allen Seins.

Und dennoch bleibt in der wissenschaftlichen Forschung die Frage, was Bewusstsein *ist,* eins der größten Mysterien, obwohl sich gegenwärtig ein gewaltiger Paradigmenwechsel vollzieht. Alle Lebewesen haben Anteil am kosmischen Bewusstsein, selbst die unbelebten Objekte. Wir wissen, dass wir ein Bewusstsein haben, und gleichzeitig, dass es nicht selbsterklärend ist. Es entsteht nicht im Gehirn, da das Gehirn ein körperliches Instrument ist, um mentale Ereignisse zu verarbeiten. Bewusstsein und Gehirn lassen sich auf den gleichen Ursprung zurückführen: das kosmische Bewusstsein des Universums.

Das zugrundeliegende kosmische Bewusstsein ist das ewige Leben: Gestalt, Einheit und Bestimmung. Bewusstsein gab es zu allen Zeiten und Orten und darüber hinaus. Die Ursubstanz, die Basis von allem, was ist, ist Liebe: das fühlende göttliche Bewusstsein, das schon vor der Entstehung der Seele existierte. Bewusstsein ist die Voraussetzung, die Antriebskraft, jeglicher Schöpfung, welche die Materie, die Planeten und das Universum entstehen ließ.

Alles Sein ist erfüllt von Leben und Bewusstsein, alles ist Licht. Aus diesem Grund ist Bewusstsein ein dynamisches feinstoffliches Feld, das wir durch unsere Denk-, Fühl- und Handlungsweisen ständig neu erschaffen. Denken ist nicht durch neuronale Vorgänge im Gehirn reduziert, sondern ein Teil eines dynamischen Lebensprozesses eines jeden Individuums.

Die Seele

Die Definition, was der Begriff *Seele* bedeutet, ist nicht so leicht einheitlich zu fassen, da jede Kultur unterschiedliche Auffassungen vertritt. Da Körper und Seele zwei voneinander getrennte Instanzen darstellen, wurde die Seele schon im Altertum durch Platon als »Atem« oder »Lebenshauch« definiert. Auch in der Bibel wird der Mensch lebendig, als Gott ihm seinen Atem einhaucht. Das bedeutet nichts anderes, als dass der Mensch erst durch das Eintreten der Seele in den Körper lebensfähig wird. Die Seele ist die Lebenskraft und gleichzeitig ausgestattet mit einem endlosen Bewusstsein, ohne Anfang, ohne Ende.

Das wird auch als göttlicher Funke verstanden, wodurch wir nie von unserer geistigen Heimat getrennt sind. Es ist unsere Aufgabe, uns im Laufe unseres Lebens wieder daran zu erinnern. Die Seele als Essenz der Lebenskraft ist der Träger der menschlichen Persönlichkeit, als Teil der Seelenenergie in einem physischen Körper. Die Persönlichkeit, das Erden-Ich entwickelt bestimmte Charaktereigenschaften, wodurch jeder Mensch eine unverwechselbare Individualität aufweist.

Kein menschliches Wesen ist identisch mit einem anderen, und doch sind wir durch unser Seelenbewusstsein Teil eines großen Ganzen. Auf der geistigen Ebene sind wir alle eins und nie getrennt von allem anderen Sein. Nach dem Tod werden die menschlichen Charaktereigenschaften wieder abgelegt, da der unsterbliche Wesenskern, die ewige Geistidentität, in ihre Ursprungsseele zurückkehrt. Da die Seele unendlich ist, geht sie weit über die Grenzen der jeweiligen Persönlichkeit hinaus. Dieser

Aspekt wird uns durch die vielfältigen Nahtoderfahrungen stets aufs Neue vor Augen geführt: Sobald das Bewusstsein (Seele) den Körper verlässt, erfahren die Erlebenden nicht nur eine Bewusstseinskontinuität, sondern auch eine immense Erweiterung der Wahrnehmungsfähigkeit jenseits der irdischen Sinne.

Heute zweifeln viele Forscher an der Existenz der Seele, die alles Denken, Fühlen und Empfinden eines Menschen und das ewige Bewusstsein beinhaltet. Viele Wissenschaftler glauben immer noch, dass das Bewusstsein und somit auch die Seele materiellen Ursprungs ist, als Nebenprodukt der Gehirnfunktionen. Das würde aber bedeuten, dass unser Leben, unser Seelenbewusstsein, ins Nichts versinkt, wenn wir sterben.

Andererseits wurde das festgefahrene Paradigma in den letzten zwanzig Jahren von der Sterbeforschung erheblich infrage gestellt. Das Phänomen der Nahtoderfahrungen, der Nachtodkontakte, den Aussagen weltberühmter Medien über ein Leben nach dem Tod, wie auch die Erinnerung zahlreicher Menschen an frühere Leben und die stets wiederkehrenden Erfahrungen eines Lebens zwischen den Leben in der Rückführungstherapie verweisen eindeutig auf ein menschliches Bewusstsein, das unabhängig vom Körper existiert. Von Ärzten, Pflegepersonal oder Angehörigen wurde beim Sterben wahrgenommen, dass nebelartige Dunstmassen aus dem Körper austreten, die sich zu einer Art Seelenkörper herausgebildet haben.

Auch in den Hauptströmungen der Mainstream-Wissenschaft gibt es immer mehr Vertreter, die offen zugeben, dass das menschliche Bewusstsein (Seele) neben Raum und Zeit, Materie und Energie zu den Grundelementen der Welt gehört. Die Frage nach Bewusstsein und Seele wird die Wissenschaften immer mehr beschäftigen und früher oder später zu einem Paradigmenwechsel führen.

Die Lebensfähigkeit eines Körpers ist erst dann gegeben, wenn sich der göttliche Funke darin manifestiert hat. Die Seele als Träger der menschlichen Persönlichkeit beinhaltet alles göttliche Wissen: als unsterbliches Fragment eines Ganzen, das unsterblich ist. Jeder Einzelne ist ein Seelenbewusstsein, unabhängig davon, ob uns das bewusst ist oder nicht. Je mehr sich ein Mensch seine zunächst verborgene Innenwelt erschließt – durch Ruhe und Stille, Meditation oder Gebet –, wird er das Göttliche, mit dem wir alle verbunden sind, erschließen können, und zwar durch die Wahrnehmung der inneren Stimme der Intuition. Wir haben immer Zugang zu allem höheren Wissen, sofern wir dafür offen sind.

Der Mensch ist ein dreifaches Wesen und besteht aus Körper, Seele und Geist. Die Seele ist Saat und drückt sich durch den Körper aus. Die Seele ist die Lebenskraft in jedem Atom, jedem Molekül und jeder Zelle des Körpers. Sie trägt das gesamte Bewusstsein des Menschen und somit das reine Licht des Lebens in sich. Die Seele ist ein lebendiger Teil Gottes und seines allgegenwärtigen Lebens, und sie wird durch den Fluss der Lebensessenz, die den gesamten Kosmos durchdringt, stets aufs Neue belebt. Dadurch sind wir in einem ewig fließenden erneuernden Bewusstsein eingebunden. Das verweist auf den multidimensionalen Aspekt jeder Existenz, deren innerste Natur Wachstum ist. Die Lebenskraft in der Seele und im Körper ist das verborgene Tor der Unendlichkeit, der Schlüssel zur Freiheit, nach der sich alle sehnen. Je mehr Licht wir in unsere Seele einlassen und je bewusster die Präsenz Gottes in uns wahrgenommen wird, desto mehr öffnet sich das Tor zu den höheren Dimensionen schon in unserer gegenwärtigen Inkarnation.

Wenn wir sterben, wird lediglich der Körper zurückgelassen. Wir *sind* nicht unser Körper, was viele Menschen immer noch glauben. Die Seele jedoch ist frei und existiert weiter: Die Raupe wird zum Schmetterling. Wir kehren zurück in die geistige Welt, wo wir mit der Essenz unseres gelebten Lebens konfrontiert sind. Wir sind universelle, unsterbliche Wesen, die im Erdenleben ebenso wie in der jenseitigen Welt Erfahrungen sammeln.

Die Seele speichert diese Erfahrungen ab, die sie auf eine unverwechselbare Art und Weise prägen. Das Seelenbewusstsein ist ein Spiegel der göttlichen Welt. Als Einzelseele sind wir deshalb nie in den verschiedenen Inkarnationen isoliert, da wir immer auch Teil einer Gruppenseele sind wie auch ein Teil des Göttlichen.

Durch die Erfahrungen, die wir im Laufe vieler Leben gemacht haben, kehren wir dereinst in unseren Ursprung der göttlichen Quelle allen Seins zurück. Die individuelle Seelenentwicklung fließt in die Gruppenseele zurück. Wir machen unsere guten und schlechten Erfahrungen nicht für uns allein, sondern zum Wohl der Gruppenseele und allen anderen Seins. Deshalb sind im Seelenbewusstsein des Menschen sämtliche Erfahrungen und alle Erinnerungen an frühere Leben gespeichert.

Kapitel 2

Das Phänomen der Reinkarnation

Reinkarnation, also Wiedergeburt, geht von der Vorstellung aus, dass die Seele bis zu ihrer Vervollkommnung und Verschmelzung mit dem Göttlichen sich immer wieder in einen neuen menschlichen Körper inkarniert. Die Seele ist der Träger aller unterschiedlichen Persönlichkeiten im Laufe ihrer Bewusstseinsentwicklung. Nicht die historische Persönlichkeit wird wiedergeboren, sondern Aspekte der Gesamtseele, die noch entwickelt werden müssen.

Eine der Grundüberzeugungen der Reinkarnationskonzepte besteht darin, dass jeder Mensch auf seinem geistigen Weg zurück in seine ewige Heimat ist. Das bedeutet auch, dass jeder für sich selbst verantwortlich ist. In dem Maße, wie dieses in das kollektive Bewusstsein dringt, wird das Denken über die Welt und über uns selbst revolutioniert. Wir können alle Ängste loslassen und erfahren stattdessen das Geborgensein in einer übermächtigen geistigen Quelle, die allen offensteht.

Wir können davon ausgehen, dass unsere Seele schon in vielen Welten eingetaucht war: Planeten, Sonnen- und Sternensysteme in unterschiedlichen Leben, Positionen und Situationen. Die Seele geht von Leben zu Leben, um Erfahrungen zu machen. Die individuelle Seelenentwicklung fließt in die Gruppenseele zurück wie auch in die göttliche Quelle. Als ewige geistige Wesen sind wir die Manifestation des *einen* göttlichen Geistes, und unser endloses Bewusstsein ragt ins kosmische, allumfassende Bewusstsein.

Reinkarnation ist eine empirische Erfahrungstatsache. Der Glaube daran ist so alt wie die Welt. Sie ist nicht nur eine rein örtliche Glaubensangelegenheit, sondern auf der ganzen Welt verbreitet und Bestandteil der mystischen Zweige in vielen Religionen, auch im Westen. Zu allen Zeiten der Menschheitsgeschichte gab es Menschen, die sich spontan an frühere Leben erinnerten, vor allem kleine Kinder.

Das Leben auf der Erde besteht aus unterschiedlichen höheren und niederen Entwicklungsstufen. Im Verhältnis zum Ewigen ist unser Leben auf der Erde nur von kurzer Dauer. Nach dem Tod gehen wir in die jenseitige Welt ein, um uns zu erholen und weiterzuentwickeln, da das menschliche Wesen aus unterschiedlichen Stufen des Bewusstseins besteht. Durch den Zyklus von Geburt, Tod und Wiedergeburt wird es der Seele ermöglicht, sich immer weiterzuentwickeln, um sich zunehmend zu veredeln, bis zur Einswerdung mit Gott. Es geht also darum, bedingungslose Liebe zu lernen. Deshalb leben wir in einem Körper auf der Erde: um seelisch und geistig zu wachsen und lieben zu lernen.

Das allumfassende Bewusstsein, die Welt des göttlichen Geistes, besteht einzig aus der reinen Energie der Liebe als natürlicher Rhythmus des Universums. Nur diese Erkenntnis, dass wir alle eins sind, vermag die Spaltungen des irdischen Lebens zwischen Gut und Böse, Richtig oder Falsch aufzulösen. Das Ego mit seinen beständigen Wertungen und Urteilen verneint die Einsicht, dass wir alle eins sind. Nationalismen, Rassismus, Ungerechtigkeit oder Sexismus sind die Folge.

Im Hier und Jetzt sind wir die Summe aller früheren Leben. Wir sind Seelenbewusstsein und somit grenzenlose Wesen mit unbegrenzten Möglichkeiten. Unser Unterbewusstsein ist ein riesiger Speicher von Erfahrungen, die wir in früheren Leben und dem Leben zwischen den Leben gesammelt haben. Darüber hinaus verfügt die Seele über das Wissen und die Weisheit der geistigen Welt, wenn wir nur in uns hineinhorchen: durch Stille, Meditation oder Gebet.

Wenn wir uns als Mensch inkarnieren, geht es darum, das alltägliche Dasein mit wachsendem Verständnis und Liebe zu erfüllen. Darauf verweisen auch die Nahtoderfahrungen, in denen wir immer auf die Wichtigkeit der Liebe hingewiesen werden. Sie ist die Antriebskraft hinter allem Sein – das reine Bewusstsein der Quelle, der Urkraft Gottes, die allem Sein zugrunde liegt und als unvorstellbar großes Energiefeld alles Leben umfasst und durchdringt.

Cathy erlebte während einer Nahtoderfahrung einen Augenblick der Erleuchtung. Sie schreibt:

> *Es war, als würde ich erkennen, wer ich in Wirklichkeit war – meine Essenz. Ich hatte keinen Körper, ich war reines Bewusstsein … Gleichzeitig bewegte ich mich auf das Licht zu und entfaltete mich dabei wie eine Blume. Und als ich mich entfaltete, konnte ich sie spüren, diese Liebe, die sich mit nichts vergleichen ließ. Diese Liebe war wie eine Energie, die jedes Molekül im Universum verband.*[7]

Die Seele besitzt Schöpferkraft durch den freien Willen und vermag das Licht Gottes, seine Energie der Liebe in sich aufzunehmen und auszustrahlen, um das Licht zu verstärken. Wir sind ein von Gott geschaffenes Bewusstsein, eine Seele, die den göttlichen Funken in sich trägt.

Gott ist also in jedem Menschen manifestiert und vergisst nie etwas. Erst wenn der Mensch in Gott erwacht und befreit ist, ist er fähig, die gewaltige Rückschau auf seine ewige Existenz zu ertragen.

Dr. Rajiv Parti war ein angesehener Anästhesist, der das Leben nach dem Tod oder die Nahtoderfahrung für reine Hirngespinste hielt, bis er selbst ein Todesnäheerlebnis hatte. Dabei wurde er auch mit Ereignissen aus früheren Leben konfrontiert, die Probleme seines jetzigen Lebens erklärten. Wir werden so lange mit den Herausforderungen der Vergangenheit konfrontiert, bis wir unsere Muster erlösen. Parti schreibt:

> *Ich erkannte, dass ich in meinem aktuellen Leben Verhaltensweisen aus meinem früheren Leben wiederholte, in dem ich den Bedürftigen mit einem Mangel an Liebe und Vorsorge begegnete, meinen materiellen Wohlstand und sozialen Status missbrauchte und mich mit Schmerzmitteln und Antidepressiva gefühllos dafür machte, was Leben wirklich bedeutet. Als mir diese Einsicht kam, wurde ich von einer weiteren Welle der Erkenntnis überflutet. Wenn ich nach dieser Operation noch am Leben war, musste ich diese Muster vollkommen durchbrechen und ein ganz anderes Leben führen.*[8]

Paramahansa Yogananda beschreibt die Inkarnation des Göttlichen:

> *Mit den allgegenwärtigen Erinnerungsvermögen des GEISTES sehe ich eine ununterbrochene Kette bewussten Daseins, die aus all meinen früheren Geburten auf Erden besteht. Derselbe allwissende GEIST, der man SELBST ist, lebt auch in deiner Seele, Arjuna, die ebenfalls in vielen Leben vielerlei Gestalt angenommen hat.*[9]

Hinduismus

Es sind vor allem asiatische Weltanschauungen wie Hinduismus und Buddhismus, die dem Ursprung des Konzeptes der Reinkarnation zugeordnet werden. Nach diesem Konzept tritt die Seele nach ihrem Tod in ein Leben zwischen den Leben ein.

Der Hinduismus umfasst die vielfältige Götterwelt Indiens. Grundlage des Glaubens sind die Veden. Indoeuropäer, die etwa 1000 v. Chr. eingewandert waren, stellten die Priesterkaste. Die als Brahmanen bezeichneten Priester kontrollierten die heiligen Schriften und Zeremonien. Unter ihrer Herrschaft entstanden die Upanischaden, sogenannte Geheimlehren. Dieses Werk ist die zentrale Grundlage der Lehre von der Wiedergeburt.

Demnach sind die Lebensumstände jedes Menschen von seinen Erkenntnissen und den Taten des vorhergehenden Lebens bestimmt. Damit ist die Wiedergeburt mit dem Karmagedanken von Ursache und Wirkung eng verknüpft. Um seine Persönlichkeit sinnvoll entwickeln zu können, braucht der Mensch eine Motivation für seelisches Wachstum. Durch seine Handlungen macht ein Mensch sich zu dem, was er ist. Jede Tat und auch unsere Gedanken fallen auf den Verursacher zurück.

In der Bibel heißt es dazu: Was du säst, das erntest du. Jegliches geistiges Wachstum verlangt die Erkenntnis der Eigenverantwortung. Karma hat nichts mit Strafe und Verdammnis zu tun, sondern ist die Konsequenz unseres Denkens und Handelns. Der Glaube, Karma sei mit weit entfernten Inkarnationen verknüpft, ist insofern unsinnig, als wir mit den meisten Auswirkungen unseres jetzigen Lebens schon in diesem Leben konfrontiert sind.

Das Rad der Wiedergeburt dreht sich so lange fort, bis sich die Seele aus diesem Kreislauf selbst erlöst: durch pflichtbewusstes und selbstloses Handeln. Das bedeutet nichts anderes, als bedingungslose Liebe zu leben. Dann kehrt die Seele heim in ihren göttlichen Ursprung. Nach dem Tod befindet sich die Seele, so die hinduistische Auffassung, in einer Umgebung, die den Taten des vergangenen Lebens entspricht.

Die Baghavad Gita, die Gespräche Gottes mit Arjuna über die Schöpfung enthält, rät den Lebenden:

> *In der Todesstunde, wenn der Mensch den Leib verlässt, muss er im Scheiden sein Bewusstsein völlig in mir aufgeben. Dann wird er mit mir vereinigt werden. Mach es zum festen Brauch, das Sichversenken zu üben, und lasse dabei deinen Sinn nicht schweifen. Auf solche Weise wirst du zum Herrn eingehen, zu ihm, der Licht gibt und der Allerhöchste ist.*[10]

Obwohl Indien eine Vielzahl von Göttern aufweist, ist in den heiligen Schriften Indiens der Glaube an den *einen*

Gott dokumentiert. Die vielfältige Götterwelt verehrt in ihren unterschiedlichen Göttern Aspekte und Eigenschaften des über allem stehenden Einen, der auch als Krishna bezeichnet wird. Die Baghavad Gita gilt heute als einer der bedeutendsten und tiefgründigsten Texte des Ostens.

Eine Seele, die wiedergeboren wird, tritt mit einem Plan an und weiß genau, was sie vorhat. Im Bewusstsein sind Umstände und Erlebnisse angelegt wie auch alle großen Herausforderungen eines Lebens durch Verlust, Krankheit, Schmerz, Gewalt, Sucht oder familiäre Probleme. Die Seele versucht sich diesen Herausforderungen zu stellen, um daran zu reifen und zu wachsen. Als irdische Persönlichkeit haben wir einen freien Willen. Die Seelenplanung ist insofern ein Potenzial in uns, das mitbestimmt, wie wir auf Herausforderungen reagieren.

Wer sich von irdischen Verlockungen ablenken lässt, wird kaum zu einer Verbesserung der Gesamtschwingung einer Seele beitragen. Wenn das Ego sich angegriffen fühlt, hört es weniger auf seine innere Stimme, die ihm vermitteln will, es solle auf Liebe und Verständnis setzen. Gedanken, Worte und Taten bleiben erhalten, und nichts bewahrt uns vor den Folgen. Wir suchen uns die Lebensumstände bewusst aus, die unserer weiteren Entwicklung dienen.

Das heutige Wissen

Viele Forscher, die sich mit Reinkarnation beschäftigt haben, glauben, dass die Seele, die in ihren künftigen Körper eintritt, durch einen Schleier des Vergessens geht. Stellen Sie sich vor, wir wüssten über alle Fehler und

Unzulänglichkeiten in früheren Leben Bescheid, besonders wenn andere durch uns zu Schaden gekommen sind. Dann kämen wir gar nicht mehr dazu, die anstehenden Lernaufgaben zu bewältigen. Das Vergessen erlaubt uns, im gegenwärtigen Leben zu bleiben. Wenn es jedoch für uns wichtig und drängend wird, mehr über unsere Vergangenheit zu erfahren, können Hypnose oder Meditation Zugänge eröffnen.

Im Zusammenhang mit dem Wiedergeburtsphänomen wird sehr häufig gefragt, wie oft wir uns reinkarnieren und in welchen Zeitabschnitten. Keine Seele ist dem Zwang unterworfen, sich ständig neu zu inkarnieren. Grundsätzlich gibt es immer die Alternative, sich in der jenseitigen Welt weiterzuentwickeln. Die Seele entscheidet sich durch ihren freien Willen, wann sie wiedergeboren wird. Das kann nach wenigen Monaten der Fall sein, nach vierzig Jahren oder achthundert Jahren. Es gibt keine allgemein gültigen Angaben darüber. Rückführungstherapeuten auf der ganzen Welt haben festgestellt, dass viele Klienten mehrmals im 20. Jahrhundert wiedergeboren wurden, was nicht zuletzt mit den beiden Weltkriegen in Zusammenhang gebracht wurde.

Viele, die im Zweiten Weltkrieg gestorben sind, wurden schon zur Zeit des »Baby Booms« nach dem Krieg wiedergeboren.

Die Seelen der Opfer des Krieges, die oft nicht einmal zwanzig Jahre alt wurden, konnten ihre geplanten Lebensaufgaben gar nicht entwickeln. Bei kleinen Kindern, die sich an frühere Leben erinnerten, war häufig ein gewaltsamer Tod in jungen Jahren die Ursache für eine rasche Wiedergeburt innerhalb von fünf Jahren. Der Reinkarnationsforscher Rabbi Yonnasan Gershom zeigte auf, dass viele der im Holocaust ermordeten und verbrannten Juden in den Körpern und Seelen der nicht jüdischen Nachkriegsgeneration wiedergeboren wurden. Er zitiert die Geschichte einer jungen Frau:

> *Seit ihrer Kindheit versetzte die bloße Erwähnung des Holocausts die Frau in eine unerklärliche Angst. Nun schrieb ihre Schwester gerade an einer Arbeit über die Konzentrationslager und bestand darauf, ihr das Material zu zeigen, doch konnte sie es einfach nicht ertragen. Während mein Gast redete, konnte ich die Angst in ihren tiefblauen Augen sehen. Plötzlich fühlte ich, wie ich in einen anderen Bewusstseinszustand rutschte, was mir manchmal während der Beratung passiert. Ich sah, wie sich über ihr hübsches Gesicht ein anderes, mageres und ausgezehrtes legte. Auf mich wirkte es, als würden wir uns zwischen zwei verschiedenen Zeiten hin- und herbewegen. Dann brach sie zusammen und schluchzte, dass sie im Holocaust gestorben sei.*[11]

Rabbi Gershom begegnete immer mehr Menschen, die sich erinnerten, den Holocaust durchlebt zu haben. Er erblickte seine Aufgabe darin, die Qual der Opfer in der nächsten Generation aufzuheben. Dieses Leid wird nicht von alleine vergehen, sondern muss durch Wiedergeburt ständig weiterverarbeitet werden.

Joanne Klink, eine holländische Regressionstherapeutin, ergänzt:

> *Ich habe sehr viele Sitzungen mit Menschen durcharbeiten müssen, die oft schon als Kind in Konzentrationslagern umgebracht worden waren. Auf eine kindliche Art erzählen sie: Jetzt ziehen die großen Menschen*

sich aus und gehen unter die Dusche. Kurz davor hatte eine weibliche Bewacherin ihr den Teddy aus der Hand gerissen, und sie hörte ihre Mutter nach Esther rufen. Es ist schlimm, als Therapeut so etwas mitzuerleben. In dem Moment ist man Augenzeuge. Nach dem Tod darf man dann wieder zur Erde zurück, um den Hass und die Wut zu überwinden oder um Menschen zu helfen, zum Licht zu gelangen. Das Konzentrationslager ist nicht das Ende der Lebensgeschichte. Du steigst aus der Asche auf und kannst auch das überwinden.[12]

Buddhismus

Auch der Buddhismus lehrt die Wiedergeburt, obwohl einige Strömungen die Existenz der Seele bestreiten. Im tibetischen Buddhismus sind diese Vorstellungen anders: Das tibetische Totenbuch verweist auf verschiedene Bewusstseins- und Seelenzustände nach dem Tod.

Das berühmte Totenbuch wurde erstmals im 8. Jahrhundert in schriftlicher Form aufgezeichnet, basiert aber auf einer langen, mündlich überlieferten Geheimlehre über die Vorgänge im Sterben und danach.

Das *Bardo* ist ein Schlüsselbegriff, der als Zwischenzustand zwischen den verschiedenen Leben verstanden wird. Im Augenblick des Todes hat die Seele die Möglichkeit, Erleuchtung und Erlösung zu erlangen, sofern sie sich nicht von den Täuschungen des Geistes ablenken lässt. Das Totenbuch beschreibt drei verschiedene Bewusstseinszustände nach dem Tod.

1. Der Augenblick des Todes ist die beste Möglichkeit zur Erlösung. Indem das Totenbuch in den neunundvierzig Tagen nach dem Tod vorgelesen wird, soll sich der Verstorbene an sein Wissen um die Erlösung erinnern.
2. Im zweiten Bardo begegnet er der wahren Natur der Dinge in Gestalt des hellen weißen Lichtes, von dem alles ausging. Wenn er sich von den Folgen seines Karmas während des Lebens befreien konnte, kann er in das Urlicht eingehen. Er ist dann erlöst und von der Wiedergeburt befreit. Die meisten Menschen sind jedoch an ihre guten und bösen Taten gebunden.

   Dann erscheinen karmische Trugbilder, Visionen und Mythen in Form von unterschiedlichen Lichtern. Weißes und blaues Licht sind die Farben der Ewigkeit. Das gelbe Licht symbolisiert alles Irdische, von dem der Tote sich lösen soll. Danach begegnet die Seele dem roten Licht, der Farbe des Feuers. Sie muss entsagen und meditieren. An vierter Stelle steht das grüne Licht, Symbol des Luftelements. Die Seele wird bei diesem Anblick vom Gefühl der Eifersucht ergriffen, darf aber nicht fliehen. Im Reich der Farben soll die Seele erkennen, dass alle trüben Lichter in niedrige Bewusstseinsebenen führen und eine Wiedergeburt bewirken. Deshalb soll sich der Verstorbene nur an klaren Lichtern orientieren.

   Zunächst kommt es zu einer Begegnung mit friedlichen Wesenheiten, später verwandeln sich diese in bedrohliche und zornige Wesen, die mit Auslöschung und Vernichtung drohen. Die Seele soll erkennen, dass sie nichts zu fürchten braucht, da sie weder zerstört noch verletzt werden kann. Es geht um die Konfrontation mit den eigenen Ängsten und Vorstellungen.

3. Im letzten Bardo tritt die Seele in den Wiedergeburtsprozess ein, da sie den eigenen Trugbildern nicht entfliehen kann. Die Seele ist mit ihren eigenen Schwächen konfrontiert: Mangel an Liebe, Gier, Hass, Wut, Angst und Nichtwissen. Nur durch Selbsterkenntnis kann Leid überwunden werden.

In allen Weltkulturen finden sich Vorstellungen über die Reinkarnationen. Die großen indigenen Völker Amerikas beschäftigen sich damit ebenso wie die Inuit und die vorchristlichen Völker Nord- und Westeuropas. Der Glaube an eine körperliche Wiedergeburt der Seele, also Seelenwanderung, ist auch bei afrikanischen und polynesischen Völkern verbreitet. Wiedergeburt ist eine menschliche Erfahrungstatsache.

Nach christlicher Auffassung haben wir nur ein einziges Leben auf der Erde, in dem sich der Mensch für oder gegen Gott entscheidet. Doch im Frühchristentum lehrten gnostische Strömungen die Wiedergeburt. Auf dem Konzil von Konstantinopel, 553, wurde die Lehre von der körperlichen Wiedergeburt verboten, obwohl der Kirchenvater Origenes (185–253) sie noch vertreten hat. In der europäischen Geistesgeschichte haben sich große Denker und Dichter mit der Wiederverkörperung des Menschen auseinandergesetzt: Goethe, Schiller, Lessing und andere mehr.

Nach all den verifizierten Aussagen renommierter Rückführungstherapeuten auf der ganzen Welt lässt sich der Schluss ziehen, dass wir alle als ewige geistige Wesen schon zahlreiche Vorleben hatten.

Kapitel 3

Bedeutende Reinkarnationsforscher

Ian Stevenson

In allen Kulturen gibt es Kinder, die sich wie selbstverständlich an frühere Leben erinnern und auch davon berichten, sobald sie anfangen zu sprechen, gewöhnlich im Alter zwischen zwei und fünf Jahren. Die Erinnerungen an ein Leben an anderen Orten, mit anderen Personen und in einem anderen Körper treten spontan auf. Professor Dr. Ian Stevenson, der viele Jahre an der Universität von Virginia die Abteilung für Psychiatrie leitete, befasste sich über einen Zeitraum von über vierzig Jahren intensiv mit der Erforschung der Reinkarnationsfrage.

Mit hohem Einsatz und großer Sorgfalt sammelte er hauptsächlich Berichte von Kindern in aller Welt, die sich an frühere Leben erinnerten. Dank seiner lebenslangen Bemühungen – Stevenson starb 2007 im Alter von neunundachtzig Jahren – verfügen wir heute über wissenschaftlich objektives Beweismaterial in Sachen Reinkarnation. Seine Forschungen lassen den Schluss zu, dass ein Teil unseres Bewusstseins und unseres Gedächtnisses tatsächlich den Tod überlebt.

Stevenson hat so viele Daten gesammelt und geprüft,

dass der Gedanke an Wiedergeburt aus dem Feld des Glaubens und der Spekulation in die Welt der Fakten und Beweise erhoben wurde. Durch zahlreiche dokumentierte Fälle von Geburtsnarben und Muttermalen zeigte sich, dass die Seele als Träger der menschlichen Persönlichkeit mehr als einmal in eine physische Form eintritt.

Der Forscher sortierte und überprüfte die wichtigsten Fälle selbst vor Ort. Er befragte Zeugen, verglich Orts- und Personenangaben und studierte das soziale Umfeld. Jeder einzelne Fall wurde auf mögliche andere Erklärungsmodelle überprüft, z. B. Telepathie oder Besessenheit. Insgesamt veröffentlichte er über dreitausend Reinkarnationsfälle aus aller Welt, die als absolut gesichert gelten.

Zunächst lag der Schwerpunkt im asiatischen Raum, wo der Glaube an Reinkarnation vorherrscht, doch in späteren Jahren untersuchten Stevenson und sein Team auch Fälle in Nordamerika und Europa. Deshalb gilt er heute als Begründer der Reinkarnationsforschung.

Es war eine absolute Neuheit, bei kleinen Kindern nach Beweisen für frühere Leben zu suchen. Die Schwierigkeit bei Erwachsenen, die sich wiedererinnern, besteht darin, dass sich nicht eindeutig beweisen lässt, ob sie ihre Informationen nicht aus Büchern, Filmen oder anderen Quellen bezogen haben. Das Gedächtnis eines Kindes jedoch ist noch nicht stark von weltlichen Erfahrungen geprägt. Offenbar liegen die Erinnerungen noch an der Oberfläche des Bewusstseins. Es lässt sich überprüfen, welche Erlebnisse sie in einem vorhergehenden Leben hatten. Daher ist es wesentlich einfacher, Erinnerungen herauszufiltern, die sich nur durch Reinkarnation erklären lassen.

Hypnose und andere Methoden der Rückführung scheiden bei Kleinstkindern, bei denen bewusst nach Erinnerungen gesucht wird, aus. Eine Beeinflussung durch die

Forscher ist somit ausgeschlossen. Die Untersuchungen von Ian Stevenson zeigen, dass kleine Kinder tatsächlich über Erinnerungen und Gefühle verfügen, die von einer verstorbenen Person stammen. Die wiederkehrenden Muster in seinen Fällen wurden von vielen Reinkarnationstherapeuten bestätigt.

Das universelle Muster

1. Ein universelles Muster in allen Ländern und Kulturen ist das erstmalige Auftreten von Erinnerungen im frühen Alter zwischen zwei und fünf Jahren. Die Erinnerungen verblassen, wenn die Kinder ins Schulalter kommen.
2. Viele Kinder leiden unter Ängsten und Phobien, die in einem direkten Zusammenhang mit früheren Leben stehen, besonders mit der Todesart. Stevenson belegte Fälle, bei denen die berichtete Todesart und Autopsieberichte übereinstimmen.
3. Ein anderes wichtiges Muster ist die Bedeutung der Todeserfahrung. Von 72 Prozent der Kinder, die sich an ihren Tod erinnerten, sind mehr als die Hälfte auf gewaltsame Art gestorben. Wenn der Tod plötzlich und unerwartet auftritt, ist die Wiedererinnerung stets mit heftigen Emotionen verbunden.
4. In seinem 1999 erschienenen Buch *Reinkarnationsbeweise* konzentrierte sich Stevenson auf Geburtsnarben und Muttermale, die wiederholte Erdenleben eines Menschen belegen. Es fanden sich medizinische Unterlagen und Sterbeberichte, die den Zusammenhang

zwischen Verletzung und Missbildung einer verstorbenen Person und den Geburtsmerkmalen eines Kindes, das sich an ein früheres Leben erinnert, belegt. Ich möchte das nun an einem stark zusammengefassten amerikanischen Fall illustrieren.

Patricks Mutter vertrat die Überzeugung, dass ihr Sohn die Reinkarnation seines verstorbenen Halbbruders sei. Der Junge hatte am Körper drei ungewöhnliche Male, die äußeren Verletzungen und Symptomen seines verstorbenen Halbbruders entsprachen. Zunächst befragte Ian Stevenson die Mutter zu ihrem verstorbenen Sohn Kevin.

Im Alter von sechzehn Monaten begann Kevin zu hinken. Nach mehreren Untersuchungen und Krankenhausaufenthalten stellten die Ärzte ein Neuroblastom fest, eine Krebserkrankung, die im Nervengewebe beginnt, oft in der Nebenniere, und sich dann ausbreitet. Das linke Auge war blau unterlaufen und im rechten Ohr befand sich ein Knoten. Kevin wurde an der rechten Halsseite ein Katheter eingeführt.

Sobald Patrick gehen konnte, hinkte er, obwohl es keinen medizinischen Grund dafür gab. Er wies alle Symptome von Kevins Erkrankung auf: die Trübung des Auges, der Knoten über dem Ohr und die Narbe am Hals. Patricks Vater bestätigte dessen Vorhandensein schon bei der Geburt.

Mit vier Jahren begann Patrick über Kevins Leben zu sprechen. Er wollte zum »anderen Haus« gehen, das schokoladenbraun und orange gewesen sei. Seine Mutter bestätigte, dass sich ihre damalige Wohnung in einem braunen und orangefarbenen Gebäude befunden habe.

Wenig später fragte Patrick seine Mutter, ob sie sich

an seine Operation direkt am Ohr erinnerte. Ein anderes Mal entdeckte er ein Foto von Kevin, das er noch nie zuvor gesehen hatte, und äußerte: »Das bin ich.« Er erinnerte sich ebenfalls an einen braunen Hund, den die Familie damals tatsächlich besessen hatte.[13]

In dem Beispiel zeigt sich, dass Patricks Bewusstsein offensichtlich früher, vorher in einer anderen Person existiert hat. Er verfügt über tatsächliche Erinnerungen und Gefühle, die von einer verstorbenen Person, in diesem Fall seines Halbbruders Kevin, stammen. Wir sind geistige Wesen und Teil eines größeren Ganzen. Es mag dem Verständnis der Reinkarnation dienen, die kollektive irdische Existenz als Seelenschule zu bezeichnen. Leben und Wiedergeburt sind ein Lernprozess.

Der Sinn und Zweck des irdischen Lebens ist das fortschreitende Wachstum, Gott näher zu kommen und zu erkennen, wer wir sind. Jeder Einzelne trägt dazu bei.

Wir kehren immer wieder auf die Erde zurück, um zum Erwachen der Liebe in den Menschen beizutragen.

Eben Alexander, ein Neurochirurg, dessen außergewöhnliche Nahtoderfahrung weltweit publiziert wurde, schreibt in seinem Buch *Tore ins unendliche Bewusstsein:*

Reinkarnation wurde mir im Zentrum als Teil des Gewebes aller Existenz präsentiert, als ein Prozess, der in direkter Verbindung mit den Aufgaben unserer Seele steht: Existenz und Transformation. Reinkarnation ist die beste Möglichkeit, die allwissende, allmächtige, allgegenwärtige und unendlich liebende Gottheit damit in Einklang zu bringen, dass in unserer Welt unschuldige Leben leiden müssen.[14]

Jim Tucker

Dr. Jim B. Tucker ist Professor für Psychiatrie und Neuroverhaltenswissenschaften an der Universität von Virginia. Er arbeitete viele Jahre mit Ian Stevenson zusammen und setzt heute das Werk des Reinkarnationsforschers fort. Tucker hat viele Fälle persönlich untersucht und traf sich mit Kindern, vor allem in Nordamerika, die sich an Details ihrer Vorleben erinnerten.

Manchmal gelang es ihm sogar, die frühere Persönlichkeit ausfindig zu machen, mit der sich das Kind identifizierte. In seinem 2014 erschienenen Buch *Kinder erinnern sich. Dem faszinierenden Phänomen der Wiedergeburt auf der Spur* stellt er zahlreiche spektakuläre Fälle von Kindern vor, die sich an ein früheres Leben erinnern. Er näherte sich Schritt für Schritt den erinnerten Identitäten an.

Wir werden mit überzeugenden wissenschaftlichen Beweisen konfrontiert, dass das menschliche Bewusstsein den physischen Tod überlebt und in einem anderen Körper wiedergeboren werden kann. Jim Tucker ist davon überzeugt, dass wir alle Teil eines endlosen göttlichen Bewusstseins sind. Der wohl überzeugendste Fall aus seinem Buch ist der des James Leininger.

Im Alter von zwei Jahren setzten bei James Albträume von einem Flugzeugabsturz ein. Er berichtete, vor seiner Geburt ein Pilot im Zweiten Weltkrieg gewesen zu sein, der in der Schlacht von Iwojima in Japan abgeschossen wurde. Wenn er träumte, schrie er häufig: »Das Flugzeug stürzt ab, es brennt! Der kleine Mann kann nicht raus!«

James schlug wild um sich und erzählte, dass er im Flugzeug feststeckte und sich nicht befreien konnte. Sein Flugzeug wurde am Motor getroffen und stürzte ins Wasser, wo er ertrank. Seine Eltern waren zutiefst bestürzt, zumal sich die Albträume fast zwei Jahre lang ständig wiederholten. Dabei tat der Junge immer weitere Details aus seinem Vorleben kund. Ein Mann, der vor fast sechzig Jahren getötet worden war, konnte eindeutig als die frühere Person identifiziert werden. Die Eltern fingen an, die Aussagen ihres Sohnes nachzuprüfen.

Jim Tucker schreibt:

> *Ihr Sohn sagte, er sei ein Pilot namens James auf dem Flugzeugträger Natoma gewesen, abgeschossen bei der Schlacht um Iwojima, und sein Freund habe James Larsen geheißen. Der Vater hatte herausgefunden, dass in der Tat ein gewisser James Huston vom Flugzeugträger Natoma Bay bei dieser Operation abgeschossen wurde und dass der Name eines anderen Piloten Jack Larsen lautete.*[15]

Seine Eltern glaubten nicht an frühere Leben. Sein Vater Bruce war entschlossen, die Wiedergeburt zu widerlegen. James hingegen war stets überzeugt, die andere Person gewesen zu sein. 2009 veröffentlichten die Leiningers ein Buch über ihre Recherchen: *Soul Survivor.*

Bemerkenswert an diesem Fall ist die Tatsache, dass alle Aussagen des Jungen aufgezeichnet und dokumentiert wurden, bevor die frühere Persönlichkeit als James Huston identifiziert wurde. Die wichtigsten Fakten kurz zusammengefasst:

1. Er war Pilot.
2. Er war in einem brennenden Flugzeug eingeschlossen.
3. Das Flugzeug wurde von den Japanern abgeschossen.
4. Das Flugzeug wurde am Motor getroffen.

5. Das Flugzeug stürzte ins Meer, und er ertrank.
6. Er flog eine Corsair.
7. Das Flugzeug flog von einem Schiff.
8. Das Schiff hieß *Natoma.*
9. Sein Pilotenfreund war Jack Larsen.
10. Sein Flugzeugabsturz fand in der Nähe von Iwojima statt.

In vielen untersuchten Fällen zeigen die Kinder Verhaltensweisen, die mit den Erinnerungen an frühere Leben in Verbindung stehen. Im Fall von James war es seine schon mit zwei Jahren zutage tretende Faszination für Militärflugzeuge aus dem Zweiten Weltkrieg. Auch das Wissen darüber ist überaus bemerkenswert. Im Alter zwischen drei und fünf Jahren bekam James drei G.I.-Actionfiguren geschenkt. Er nannte sie Billy, Leon und Walter und erklärte seinen Eltern, dass er diesen drei früheren Freunden im Himmel begegnet sei.

Später stellte sich heraus, dass Billy, Leon und Walter Männer aus dem Geschwader von James Huston gewesen waren, die vor ihm ums Leben kamen.

Die Geschichte von James stellt ein weiteres Mal die These infrage, dass Bewusstsein vom Gehirn erzeugt wird. Seine Erinnerungen zeigen, dass Bewusstsein über Lebensspannen hinweg fortdauert und dass Erfahrungen aus einem früheren und aus dem aktuellen Leben nicht voneinander getrennt sind.

Kapitel 4

Erkenntnisse der Rückführungstherapie

Die ewigen Fragen, die uns als Menschen immer wieder beschäftigen, sind:

- Wer bin ich?
- Was ist die Seele?
- Woher komme ich?
- Wohin gehe ich?
- Werden wir alle wiedergeboren?
- Gibt es ein göttliches Wesen?

Das sind die Fragen, mit denen sich die Sterbeforschung seit über vierzig Jahren intensiv auseinandersetzt. Renommierte Mediziner, Psychiater, Naturwissenschaftler und auch viele Quantenphysiker sind zu der Auffassung gelangt, dass Bewusstsein unabhängig vom Körper existiert und dass es ein Fortleben nach dem Tod gibt.

Die Nahtoderfahrungen zeigen auf, was wir alle erleben werden, wenn wir sterben. Durch die Trennung des Bewusstseins vom Körper geht die Seele über in eine andere, raum- und zeitlose Dimension, und ihre Wahrnehmungsfähigkeit erweitert sich jenseits der irdischen Sinne in eine Gleichzeitigkeit des Erlebens. Das Ich-Bewusstsein bleibt erhalten.

Die meisten berichten von der Begegnung mit einem

Licht, das eine unvorstellbare Liebe ausstrahlt. Gott wird dabei nicht als Person wahrgenommen, sondern als ein allumfassendes energetisches Bewusstseinsfeld, das alles Sein durchdringt und dem wir alle entstammen. Viele erleben eine Lebensrückschau als ungeschminkten Blick auf das eigene Selbst und werden auf die Bedeutung der Liebe hingewiesen.

Die Erlebenden erkennen, dass sie ewige geistige Wesen sind. Sie wissen aus eigener Anschauung, dass das Leben nach dem Tod real ist. Nahtoderfahrungen gewähren tiefe Einsichten in die Jenseitswelt.

Andere Forschungsbereiche sind die spontanen Begegnungen und Kontakte mit Verstorbenen, empathische Todeserlebnisse in der Sterbebegleitung oder die Visionen Sterbender wie auch transpersonale oder astrale Seelenreisen. In all diesen Forschungsberichten finden wir Hinweise auf unsere Unsterblichkeit.

Ein anderer Bereich sind die Rückführungen in ein Vorleben oder Seelenreisen in das Leben zwischen den Leben. Viele Menschen werden dadurch an ihre unsterbliche Existenz in einer nicht stofflichen, zeitlosen und lichten Jenseitswelt erinnert und bekommen Antworten auf Lebensfragen.

Bekannte Rückführungstherapeuten wie Michael Newton, Joel Whitton oder Brian Weiss erstellten Landkarten für die Reise in geistige Dimensionen. Zeit, Distanz und lineare Abfolge spielen dabei keine Rolle.

Weiss wie auch Newton wurden in konventioneller Psychotherapie und Psychiatrie ausgebildet. Im Rahmen ihrer therapeutischen Arbeit entdeckten sie eher ungewollt frühere Leben ihrer Klienten. Sie waren verblüfft über die heilende Wirkung, wenn Ängste, Phobien oder Traumata aus den Vorleben an die Oberfläche des Bewusstseins traten. Damit aber nicht genug: Beide Psychiater entwickelten Seelenreisen unter Hypnose oder tiefer Trance, versetzen Klienten in ein früheres Leben und begleiten sie dann durch die Todeserfahrung in das Leben zwischen den Leben.

Die Todeserfahrung wird als leicht und befreiend erinnert, als Ausdehnung des Bewusstseins, verbunden mit der Erfahrung, sich spontan überall aufhalten zu können. Die immaterielle Dimension wird als durchdrungen von Liebe, Frieden und Stille erlebt und oft als die eigentliche Heimat bezeichnet.

Durch Regressionen in frühere Leben erkannten die Forscher, dass die Betroffenen von ähnlichen Erinnerungen berichten, wie wir sie auch aus Nahtoderfahrungen kennen.

Hypnose und Trancetechniken

In den Rückführungen wird mit Trancetechniken und Hypnose gearbeitet. Das Ziel des Therapeuten ist es, einen Zugang zum Unterbewusstsein zu erlangen. Hypnose ist ein Zustand konzentrierter Aufmerksamkeit, durch den unsere Aufmerksamkeit sich nach innen statt nach außen richtet. Der Geist beschäftigt sich mit Gedanken und inneren Bildern.

In hypnotischen Trancezuständen ist das Alltagsbewusstsein nicht völlig ausgeschaltet; die bewusste Aufmerksamkeit wird lediglich herabgesetzt. Der Verstand kann weiterhin kommentieren, kritisieren und abwägen. Deshalb können diejenigen, die in ein früheres Leben eingetaucht sind, gleichzeitig die Fragen des Therapeuten beantworten. Alle Informationen tauchen vor dem inneren Auge des Klienten auf und treten an die Oberfläche des Bewusstseins.

Im Unterbewusstsein laufen mentale Prozesse ab, ohne dass wir sie zur Kenntnis nehmen. Unsere Innenwelt ist ein stiller Beobachter, der alles registriert und aufzeichnet, was geschieht, ohne jegliche Wertung. Durch die Einsetzung von Trancetechniken ist es möglich, Informationen aus dem Unterbewusstsein zu erhalten, die vorher nicht zugänglich waren.

Wir können den Rückführungsprozess nicht herbeizwingen. Es gibt Menschen, bei denen das Wachbewusstsein zu stark ist, um die Kontrolle aufzugeben. Der innere Widerstand eines Klienten sollte respektiert werden.

Helen Wambach

Helen Wambach war eine international bekannte Psychologin und Psychotherapeutin, die durch Massenrückführungen in den Siebzigerjahren nachgewiesen hat, dass Erinnerungen an frühere Leben real sind. Von siebenhundertfünfzig Testpersonen, die unter Hypnose nach ihren Erlebnissen und Erfahrungen vor ihrer Geburt befragt wurden, berichten 90 Prozent detailliert und überzeugend von einem Leben vor dem Leben. Die meisten erinnerten sich deutlich an außergewöhnliche Momente einer Existenz vor ihrer Geburt. Durch ihre Versuchsreihen suchte sie nach statistischen Belegen für die Reinkarnation. Sie entdeckte viele Detailinformationen über bestimmte historische Perioden, die später von Historikern bestätigt wurden.

Helen Wambach interessierte sich besonders für den Augenblick des Todes in einem früheren Leben und versuchte herauszufinden, ob die Berichte ihrer Patienten mit den Aussagen zu Nahtoderfahrungen übereinstimmten. Sie forderte ihre Versuchspersonen auf, in Fragebögen zu schildern, was ihnen im Tod begegnet war und wie sie sich gefühlt hatten.

Fast alle beurteilten ihre Erfahrungen als positiv: 49 Prozent waren von Ruhe und Frieden erfüllt. 30 Prozent waren erleichtert und froh, 20 Prozent sahen ihren Körper nach ihrem Tod, schwebten darüber und beobachteten das Umfeld ihres Todes. Das Todeserlebnis erwies sich als das Positivste der ganzen Hypnoregression. Nachdem sie das Sterben in einer früheren Inkarnation wieder erlebten, verloren die meisten die Angst vor dem Tod.

»Freudentränen kamen mir, als Sie uns in die Todeserfahrung führten«, sagte eine Versuchsperson. »Ich konnte fühlen, wie mir die Tränen die Wangen herunterliefen. Mein ganzer Körper fühlte sich so leicht, nachdem ich gestorben war.«[16]

Eine andere Versuchsperson sagte:

»Nachdem ich meinen Körper verlassen hatte, flog ich hoch hinauf in den Himmel. Ich wollte mich nicht umsehen. Dann schien ich von anderen umgeben zu sein, die mich zu diesem neuen Leben beglückwünschten. Ich hatte das Gefühl, nach Hause gekommen zu sein, und war sehr froh. Ich war ganz von Leben umgeben.«[17]

Das Erleben des Todes ist ein universales Geschehen und wurde in allen Geschichtsepochen ähnlich erlebt. Die Massenrückführungen zeigten auf, dass ein plötzlicher Tod durch Unfall oder ein gewaltsames Geschehen Verwirrung und Orientierungslosigkeit auslösen können. Die Betroffenen erkennen nicht sofort, dass sie gestorben sind.

Todeserfahrungen in früheren Leben repräsentieren die gesellschaftlichen und sozialen Bedingungen ihrer Zeit. Die meisten gewaltsamen Tode im 20. Jahrhundert waren durch den Ersten und Zweiten Weltkrieg bedingt. Das kann durchaus negative Gefühle beim Sterben auslösen.

> *»In einem Fall war der Tod die Folge einer Explosion, im anderen Fall war die Ursache eine Infektion auf einer Insel im Südpazifik. Ich führte beide in die unmittelbar auf den Tod folgende Zeit, und beide sagten, sie hätten sich erleichtert, frei und friedlich gefühlt und die gleiche Freude empfunden, von der andere Versuchspersonen gesprochen hatten. Die Schwierigkeit lag nicht darin, dass sie gestorben waren, sondern in den sehr negativen Emotionen, von denen sie kurz vor dem Sterben ergriffen worden waren.«*[18]

Andere Rückführungstherapeuten haben festgestellt, dass der Tod ein psychologisches Ereignis ist, das sich sehr stark auf das Wohlbefinden eines Menschen in den folgenden Leben auswirkt. Zahlreiche Phobien, Ängste oder Probleme der Klienten lassen sich unmittelbar auf unerlöste, belastende Gedanken und Gefühle im Augenblick eines vorhergehenden Todes zurückführen. Die unerlösten Themen manifestieren sich dann in Form von Problemen. Unerledigte Dinge sind die treibende Kraft hinter den Erinnerungen an frühere Leben. Daher ist das bewusste Abschließen mit der Vergangenheit das Ziel jeder Rückführung.

Wambach beschäftigte sich auch intensiv mit dem Geburtserlebnis und der Klärung der Frage, wann sich die Seele mit dem Fötus verbindet. Dazu später mehr. Bis heute ist der Forschungsansatz von Helen Wambach so bemerkenswert, weil sie keine individuellen Erinnerungen an frühere Leben als Beweis für Wiedergeburt gelten ließ. Sie suchte nach statistischen Belegen und arbeitete mit Gruppen im Großversuch. Bis zu ihrem Tod im Jahr 1985 lebte sie in Kalifornien. Im Laufe von zehn Jahren sammelte sie 1088 detaillierte Schilderungen früherer Leben in zahlreichen Massenhypnosesitzungen.

Kapitel 5

Die Erinnerungen von Kindern an frühere Leben und die geistige Welt

In unserer Kultur gehen wir davon aus, dass Neugeborene nichts wissen können, was ihnen nicht von ihren Eltern beigebracht wurde. Alle Informationen über Geburt und Tod, Gut und Schlecht oder über Gott müssten demnach ausschließlich von den Eltern kommen. Viele denken immer noch, dass Babys ein unbeschriebenes Blatt sind und dass sie vollkommen abhängig von uns sind.

In den letzten Jahrzehnten hat sich gezeigt, dass diese Grundannahmen falsch sind. Spontane Äußerungen von Kindern und Erlebnisse von Erwachsenen führen uns das vor Augen. Kinder erinnern uns, sobald sie sprechen können, an eine Wirklichkeit, die über die sichtbare Welt hinausgeht. Sie wissen von einer Existenz vor ihrer Geburt.

In unserer Zeit kommt es immer häufiger vor, dass sich Kleinstkinder zwischen zwei und fünf Jahren spontan an eine Existenz in der geistigen Welt erinnern wie auch an frühere Leben.

Als Ian Stevenson in den frühen Sechzigerjahren damit begann, das Phänomen der Reinkarnation zu erforschen, fand er viele Fälle überwiegend im asiatischen Raum. Das änderte sich in den letzten dreißig Jahren, da viele ernsthafte Forscher auch in der westlichen Welt Beweismaterial für die Reinkarnation vorlegten.

Heute lässt sich die Feststellung treffen, dass Kinder aus den unterschiedlichsten Teilen der Welt ähnliche Aussagen über frühere Leben treffen, die deutliche Hinweise auf die Unsterblichkeit der Seele enthalten. Kleine Kinder sprechen unbefangen von Gott, Engeln und anderen geistigen Wesen. Meistens geschieht das dann, wenn sie gerade anfangen zu sprechen, also noch ganz unbeeinflusst von der äußeren Umwelt sind.

Kleinstkinder reagieren empört, wenn ihnen gesagt wird, dass sie noch nicht existierten, bevor sie in den Körper der Mutter gekommen sind. Sie erklären, den Kontakt zur Mutter schon vor der Geburt aufgenommen zu haben, um sie herum gewesen zu sein oder sie bewusst ausgesucht zu haben. Ein zweijähriges Kind sagte, es habe seine Mutter im Hochzeitskleid gesehen. Es wurde genau neun Monate nach der Eheschließung geboren, doch die Eltern taten das als Fantasie ab. Es bedarf einer großen Veränderung der Einstellung zu unseren Kindern, wenn wir den Allerjüngsten ernsthaft zuhören würden. Es ist wichtig, ihre Berichte wortwörtlich annehmen zu können. Dann werden Kinder zu unseren Lehrern. Sie wissen schon alles, da in ihrem Unterbewusstsein alles Wissen gespeichert ist.

Ein Mann erzählte mir, dass er sich erinnert, im Alter von drei Jahren im Kinderbettchen gelegen zu haben, als ihm der Gedanke kam, dass er seine Mutter nichts zu fragen braucht, da er schon alles wusste, bevor er geboren wurde. Doch er hat seinen Eltern nie davon erzählt, da er glaubte, sie würden es nicht verstehen.

Das Wesen eines jeden Menschen beinhaltet den göttlichen Funken, das Urlicht, das alles Sein durchdringt. Wir bezeichnen das als Ebenbildlichkeit Gottes: Kein Mensch wird mit weniger Liebe oder Licht geboren als ein anderer.

Bei einem Neugeborenen ist das Urlicht in einen Körper gebannt, der sich erst noch entfalten will. Wir kennen die Unschuld, die reine Liebe, das Licht des Lebens in einem Säugling. Nicht die Eltern haben das Kind erschaffen, sondern sie haben die irdische Hülle für ein Wesen geistigen Ursprungs geschaffen.

Kinder sprechen davon, dass sie in unterschiedlichen Körpern gelebt haben oder bei einem Unfall gestorben sind, dass sie in einem früheren Leben erwachsen waren und verheiratet waren, bevor sie neu geboren wurden. Das lässt den Schluss zu, dass wir als unbegrenzte spirituelle Wesen eine zeitlich begrenzte menschliche Erfahrung machen. Und das öfter.

Die Erzählungen von Kindern auf der ganzen Welt sind universeller Natur. In einer Umfrage, die Wayne W. Dyer wenige Jahre vor seinem Tod im Jahre 2015 durchführte, forderte er Eltern auf, spontan geäußerte Erinnerungen ihrer Kinder an ein Leben vor der Geburt mitzuteilen. Er bekam Tausende von Zuschriften aus der ganzen Welt. Dyer schreibt:

> *Unzählige Menschen lieferten uns fast identische Geschichten über Kinder, die sich daran erinnerten, wie sie sich ihre Eltern für die Reise ausgesucht hatten; die unsichtbare, nur für sie sichtbare Freunde besaßen; die von ihren früheren Leben in derselben Familie erzählten, von Besuchen bei Gott und so weiter und sofort.*[19]

Hinweise auf die geistige Welt

Kleine Kinder, die erst kürzlich geboren wurden, erinnern sich häufig an die jenseitige Welt. Sie sind noch durchdrungen vom Himmel, der unser wahres Zuhause ist. Kinder sind so viel mehr als ihre kleinen Körper. Sie sind Seelen, denen Bewusstsein und Weisheit innewohnt.

Ihre Erinnerungen sind unverfälscht, da sich ihr Bewusstsein noch nicht im Krieg gegen sich selbst befindet.

Sie werden noch nicht von ihrem Ego beherrscht.

Kleinstkinder sprechen ihre innerstgefühlte Wahrheit aus und sind noch nicht konditioniert. Diese Kinder sind zu klein, um das von ihnen zutage geförderte Wissen erlernt zu haben. Sie beschönigen und verzerren nichts. Vielleicht fragen Sie ein dreijähriges Kind einmal spontan, ob es sich an eine Zeit erinnern kann, als es groß war. Vielleicht erhalten Sie überraschende Antworten.

Wenn wir uns jetzt näher mit Aussagen von Kindern beschäftigen, ist es wichtig, mit einem offenen, unvoreingenommenen Geist die Berichte auf sich wirken zu lassen. Dann können wir vielleicht verstehen, dass das Universum unendlich, ohne Anfang, ohne Ende ist. Unendlich bedeutet, dass wir geistige Wesen sind, die immer und überall gleichzeitig existieren.

In und um uns existiert etwas Unsichtbares, in das wir eingebunden sind. Doch für die Kinder, die sich wiedererinnern, ist die Existenz des Göttlichen eine real erfahrene Tatsache.

Eine Mutter fragte ihren achtjährigen Sohn, ob er noch wisse, wie Gott aussieht. Der Junge antwortete, dass Gott aus weißem Licht bestehe und reine Liebe sei.

Ein anderer Junge beschrieb Gott als funkelndes Weiß und dass ER, bevor ein Baby geboren wird, ein strahlend blaues Licht in das Kind hineinsetzt, das immer da ist.

Obwohl neueste Umfragen belegen, dass 30 Prozent der Deutschen an Wiedergeburt glauben, wird der Reinkarnationsgedanke in der breiten Öffentlichkeit weitestgehend tabuisiert. Dennoch haben Eltern heute vielfältige Erfahrungen zu berichten, wenn kleine Kinder anfangen, sich an frühere Leben zu erinnern.

Ich habe die Erfahrung gemacht, dass Eltern davon erzählen, wenn das Thema angesprochen wird. Offenbar benötigen sie einen geschützten Rahmen, um über diesbezügliche Dinge zu sprechen, da Wiedergeburtserinnerungen tabuisiert sind. Genauso verhält es sich bei den Nahtoderfahrungen, den Nachtodkontakten oder den Sterbevisionen.

In einem Bericht heißt es:

> *Ich bin sehr religiös erzogen worden und hatte beschlossen, meine Tochter Angelina erst etwas über Gott wissen zu lassen, wenn sie älter war. Doch sie sprach häufig von sich aus über Engel und Geisterflecken und sah Auren und Farben. Ich war absolut fasziniert davon, wie sie einfach dasaß und lachte und mich fragte, ob ich sie ebenfalls sehe. Sie erklärte, dass es sich um schwebende Lichtkugeln handelte.*[20]

Manchmal erkennen Kinder Menschen spontan wieder, mit denen sie in der jenseitigen Welt befreundet waren. Eine Frau erzählte mir:

Als ich kürzlich mit meinem vierjährigen Sohn auf dem Spielplatz war, wurde er plötzlich ganz aufgeregt. Er begrüßte mit einem lauten Hallo eine Frau, die weder ich noch er vorher gesehen hatte. Er rief ihr zu: »Erinnerst du dich nicht? Wir waren befreundet, als wir bei Gott im Himmel waren.« Ich war sprachlos, ebenso wie die Frau. Mein Sohn jedoch strahlte vor Freude.

Häufig wird auch davon berichtet, dass Familienmitglieder, die vor der Geburt des Kindes verstorben waren, ihnen im Himmel begegnet sind.

Eines Tages erzählten mein Mann und ich unserem Sohn von seinen Großvätern und zeigten ihm Fotos von ihnen, denn sie waren gestorben, bevor er sie hatte kennenlernen können. Damals war unser Sohn etwa drei Jahre alt. Er erklärte uns, dass er dem Vater meines Mannes auf seinem Weg hierher begegnet sei, und sagte wörtlich: »Ich kenne ihn – das ist Opi Henry. Ich habe ihn auf dem Weg zu euch getroffen.«[21]

Wenn wir uns für die Erinnerungen der Kinder öffnen und ihre Aussagen nicht von vornherein als Fantasiegebilde abtun, können wir uns bewusst machen, dass unsere Kleinen ihre persönliche, einzigartige Wahrheit über unsere geistige Heimat mitteilen. Selbst wenn es uns schwerfällt, die für uns sonderbaren Erinnerungen zu glauben, ist es wichtig, Kinder zu ermutigen, mehr zu erzählen. Das Leben beginnt nicht mit der Geburt und endet nicht mit dem Tod.

Kinder sprechen auch von der Gegenwart der Engel, die uns als Boten Gottes in vielfältiger Weise beschützen und um uns sind. Kleine Kinder sind besonders offen für diese helfenden Kräfte, im Gegensatz zu den Erwachsenen. Nur weil wir sie nicht sehen können, heißt das nicht, dass Engel nicht existieren.

Ein Kind erzählte von außerkörperlichen Reisen:

Meine jüngste Tochter pflegte mir zu erzählen, dass sie nachts in den Himmel zurückkehre und dass ein Engel komme und sie abhole. Sie würden in die Lüfte durch den Raum fliegen und dann im Himmel ankommen. Während sie dort war, habe sie meinen Vater gesehen, der vor zehn Jahren gestorben ist. Er habe ein Haus und pflanze gelbe Rosen für meine Mutter, die noch lebt. Und dann sagte sie: Noch wenn die Glocken anfangen zu läuten, muss man aufbrechen.[22]

Die Kommunikation mit Engeln oder anderen geistigen Wesen ist für Kinder etwas ganz Natürliches: Sie geschieht einfach, da sie noch unschuldig und unvoreingenommen ihren Wahrnehmungen vertrauen. Sie wissen noch, wie der Himmel beschaffen ist und dass er uns umgibt. Als Erwachsene richten wir die Aufmerksamkeit viel zu sehr auf die Dualitäten, die stets zu Konflikten, Leid oder Traurigkeit führen, entgegen unserer ursprünglichen Natur des Getragenseins durch die alles durchdringende göttliche Energie der Liebe.

Manchmal gibt es für eine Engelserscheinung mehrere Zeugen. Eine Frau schrieb:

Ich habe zwei Söhne im Alter von zwölf und sechzehn Jahren. Eines Abends schlief ein Freund meines älteren, damals achtjährigen Sohnes bei uns, und die drei Jungen beschlossen, im Wohnzimmer auf dem Boden zu übernachten. Am nächsten Tag erzählte mir mein

Jüngster, der damals fünf Jahre alt war, dass er mitten in der Nacht durch ein sehr helles Licht aufgewacht sei. Er habe hochgeblickt und eine leuchtende Dame über dem Fernseher schweben sehen, und das Licht habe ihn geblendet. Er weckte die anderen Jungen, die dasselbe sahen. Ich habe die beiden älteren Jungen mehrmals wegen der Engelserscheinung befragt und bin überzeugt davon, dass sie tatsächlich einen Engel gesehen haben. Sie sagten alle, die Dame habe sie eine Weile angeblickt und sei dann verschwunden. Zu jener Zeit hatte ich mich mit meinen Kindern noch nie über Engel unterhalten.[23]

Manche Kinder wissen Dinge, die vor ihrer Geburt geschehen sind und die sie gar nicht wissen können.

Am Morgen schilderte mir Sky detailliert eine Begegnung mit einem Engel. Sie beschrieb auch, wie klein dieser Engel sei, dass er ganz in Weiß gekleidet war und wie er sich etwa auf Augenhöhe auf der Frisierkommode niedergelassen habe. Der Engel teilte ihr auch mit, dass ihre Mami vier »Nichtgeburten« durchgemacht habe, bevor Sky geboren wurde. Ich war sprachlos. Ich hatte tatsächlich vier Fehlgeburten gehabt und hätte beinahe auch Sky verloren.[24]

Ein sehr starkes Beispiel, das uns zu denken geben sollte. Es lohnt sich genauer hinzuhören, was unsere Kinder von einem Leben vor dem Leben zu erzählen haben.

Carol Bowman

Carol Bowman ist eine der bedeutendsten Vertreterinnen der Reinkarnationsforschung. Über zwei Jahrzehnte erforschte sie verschiedene Rückführungsmethoden und beschäftigte sich überwiegend mit den Erinnerungen von Kindern an frühere Leben. Ihr Buch *Mama, ich war schon einmal erwachsen* wurde zu einem weltweiten Bestseller, erschien in sechzehn Sprachen und gilt als Klassiker.

Als Mutter von zwei Kindern erlebte sie, wie sich ihre Tochter Sarah eines Nachmittags spontan daran erinnerte, dass sie vor langer Zeit bei einem Hausbrand ums Leben gekommen war. Ihr Sohn Chase lieferte eine realistische Beschreibung seines Todes mitten im Grauen und im Chaos einer Schlacht im amerikanischen Bürgerkrieg.

Bowman war äußerst verblüfft, zumal sie nie zuvor gehört hatte, dass Kinder sich an frühere Leben erinnern können. Doch was diese erzählten, wirkte realistisch, detailreich und war von passenden Emotionen begleitet. Es konnte sich unmöglich um etwas handeln, was ihre Kinder im Fernsehen gesehen oder bei einem Gespräch mitgehört hatten. Sie wollte herausfinden, was mit ihren Kindern passiert war und ob sich auch andere Kinder an vergangene Leben erinnern.

Angeregt von der Forschungsarbeit von Ian Stevenson fand sie die Bestätigung, dass Wiedergeburtserinnerungen ein weltweites Phänomen sind. Bowman fing an, eigene Fälle zu sammeln. Kinder sind die besten Lehrer, da ihre Sichtweisen ehrlich und frei sind. Sie sind noch nicht von Ängsten und Unsicherheiten gefangen genommen, da sie noch intuitiv und spontan sind. Hinter ihren Worten steht weder eine Wertung noch ein Motiv.

Sie sind eins mit ihrer Intuition. Ihre Denkweise ist noch reich an Einflüssen der geistigen Welt, die sie erst kürzlich verlassen haben. Sie vermitteln, dass wir alle geistige Wesen sind, und stehen noch unvoreingenommen den Glaubensvorgaben der Religionen und den Vorstellungen der Gesellschaft gegenüber.

Am 4. Juli, dem Unabhängigkeitstag in Amerika, gab es ein riesiges Feuerwerk. Der fünfjährige Chase, der sich sehr darauf gefreut hatte, brach anhaltend in Tränen aus, eine Reaktion, die seine Mutter nicht verstand. Er hatte eine unerklärliche Angst vor lauten Geräuschen. Ein paar Wochen später war der Hypnosetherapeut Norman Inge bei der Familie zu Gast. Er wurde gebeten, der Angst des Jungen auf den Grund zu gehen. Er bat den Jungen, einfach die Augen zu schließen und zu sagen, was er sieht, wenn ihm die lauten Geräusche Angst machen. Chase beschrieb sich als Soldaten, mitten in einer Schlacht: »Ich bin hinter einem Felsen und will nicht hinsehen, aber das muss ich, wenn ich schieße. Rauch und Blitze sind überall. Und laute Geräusche: Rufe, Schreien, lautes Krachen. Ich bin nicht sicher, auf wen ich schieße – da ist so viel Rauch, so viel Hin und Her. Ich habe Angst.«[25]

Wenig später berichtete der Junge: »Ich knie hinter einem Felsen. Ich werde von einer Kugel, die jemand von oben ins Tal gefeuert hat, ins Handgelenk getroffen.«[26]

Noch erstaunlicher ist der Umstand, dass Chase seit seiner Geburt ein Ekzem an der Stelle am Handgelenk aufwies, wo er in einem früheren Leben verwundet wurde. Innerhalb weniger Tage nach seiner Erinnerung an ein Leben als Soldat verschwand das Ekzem, und auch die Angst vor lauten Geräuschen trat nie wieder auf.

Brian Weiss ist einer der bekanntesten Rückführungstherapeuten in Amerika. Es gelang ihm, durch Rückführungen alte Verletzungen oder geistige und seelische Wunden zu heilen. Wenn er auch hauptsächlich mit Erwachsenen arbeitet, so wurden ihm Kinder von besorgten Eltern überwiesen, die sich an frühere Leben erinnerten.

Eine besorgte Mutter, von Beruf Rechtsanwältin, wurde an mich verwiesen, weil ihre vierjährige Tochter sich sonderbar verhielt. Man dachte sogar an eine Einweisung in eine psychiatrische Klinik. Das sonderbare Verhalten des Kindes fing an, nachdem die Mutter einige antike Münzen erstanden hatte ... Die Tochter griff spontan danach und sagte: »Die kenne ich. Mama, erinnerst du dich noch daran, als ich groß war und du ein Junge und wir solche Münzen hatten? Viele solcher Münzen.«

Von da an nahm die Tochter die Münze abends mit ins Bett, wenn sie schlafen ging, und sprach häufig über jene andere Zeit. Ein mit der Familie befreundeter Psychologe sprach die Befürchtung aus, das Mädchen leide möglicherweise an einer Psychose. Nachdem mir weitere Einzelheiten berichtet worden waren, konnte ich die Familie guten Gewissens beruhigen. Ihr Kind hatte keine Psychose, es erinnerte sich nur an ein früheres Leben, dass es und seine Mutter gemeinsam geführt hatten. Mit Bestätigung und Verständnis kehrte die Tochter schon bald zu ihrem normalen Verhalten zurück, und die Sorgen der Mutter verschwanden.[27]

In einem anderen Fall fing ein kleiner Junge zwischen zwei und drei Jahren an, französisch zu sprechen, obwohl niemand in der Familie derartige Sprachkenntnisse aufwies. Nach eingehender Befragung des Jungen kam Brian Weiss zu dem Schluss, dass die Xenoglossie auf Erinnerungen an ein früheres Leben zurückzuführen sei. Ein kleines Mädchen erinnerte sich daran, wie man ein Gewehr zusammensetzt. Ein anderes beschrieb in allen Einzelheiten einen riesigen Schlitten, der auf sie gestürzt war, als sie groß gewesen war.

Kinder, die spontan Einzelheiten, Sprachen oder andere Anzeichen der Erinnerung an frühere Leben hervorbringen, sind überzeugende Beispiele für die Wirklichkeit vergangener Inkarnationen.

Reinkarnation steht in keinem logischen Widerspruch zu den Naturgesetzen. Energie kann weder erzeugt noch zerstört werden, da unsere Seele aus Energie besteht, ebenso wie die Lebenskraft. Deshalb können wir davon ausgehen, dass Reinkarnation real ist. Da Energie nicht zerstört werden kann, ist die logische Folgerung, dass wir nach dem Tod fortexistieren und uns unaufhörlich transformieren und wiedergeboren werden.

Eltern sind häufig verblüfft oder schockiert, wenn kleine Kinder plötzlich äußern, dass sie schon einmal gelebt haben und auch schon gestorben sind. Die westliche Welt ist eine jüdisch-christlich geprägte Kultur, in der Reinkarnation abgelehnt wird. Das kann durchaus zu einem Widerstand gegen die Aussagen eines Kindes führen. Eine Mutter drückte das so aus: »Ich habe ja schon häufiger von derartigen Phänomenen gehört, aber dass so etwas bei meinem Kind in der eigenen Familie vorkommen kann, habe ich nicht geglaubt.«

Viele Eltern weigern sich beharrlich, die Schilderungen von vergangenen Leben ernst zu nehmen, und hoffen darauf, dass die Kinder den »Unsinn« bald vergessen. Und doch bleiben Kinder bei ihren Erinnerungen – es sind die

Eltern, die ihre festgefügten Meinungen ändern müssen. In der westlichen Welt herrscht die Meinung vor, dass wir nur einmal leben. Das kann schnell zu einem Konflikt führen mit dem, was Eltern von ihren Kindern hören – bevor sie bereit sind, die Aussagen zu akzeptieren.

Carol Bowman entdeckte zahlreiche Fälle, die dokumentieren, wie sich durch die Erinnerungen der Kinder an frühere Leben der Glaube der Eltern, was Tod und Wiedergeburt betrifft, wandelt. Ihre Weltanschauung wurde auf dem Kopf gestellt und ihr Leben dadurch verändert. Die Forscherin zitiert folgenden Fall:

> *Elsbeth erzählte ihrer Mutter weiter, dass sie, als sie schon einmal hier gewesen war, eine alte Frau gewesen sei, die ein langes schwarzes Kleid und ein schwarzes Tuch um den Kopf getragen habe. Dann sagte sie nichts mehr zu diesem Thema.*
>
> *Zwei Jahre später berichtete Elsbeth dann plötzlich vom Leben dieser Nonne und beschrieb deren Aufgaben im Kloster. Als alte Frau war sie in ihrem Zimmer ohnmächtig geworden und gestorben, während sie gerade betete.*
>
> *Als sie starb, wurde alles schwarz. Dann wachte sie auf und merkte, dass sie mit ihren Freundinnen vereint war – Nonnen, die vor ihr gestorben waren. Elsbeth sagte, sie hätten noch ihre Ordenstracht getragen und jünger ausgesehen als zu Lebzeiten. Auch Elsbeth selbst begann nach ihrem Tod jünger auszusehen. Ab diesem Punkt konnte sich Elsbeth an nichts mehr erinnern. Sie sprach nie wieder von ihrem Leben als Nonne.*[28]

Das Todeserlebnis im Vorleben

Viele Kinder erinnern sich an ihr Todeserlebnis im Vorleben. Sie weisen kaum negative Gefühle auf und sprechen sachlich und ruhig darüber. Das Sterben wird ohne Angst und frei von Trauer erlebt. Bezüglich traumatischer oder gewaltsamer Tode gibt es kaum negative Gefühle. Wenn sich Menschen im Rahmen einer Rückführung an ihr Sterben erinnern, sprechen sie von einer Bewusstseinskontinuität. Die Beschreibungen ihrer Erfahrungen ähneln auf beeindruckende Weise den Berichten von Millionen von Menschen mit Nahtoderfahrungen. Die Aussagen über die Todeserfahrungen sind identisch und zeigen auf, dass Sterben ein universales Phänomen ist.

Dieses Wissen kann uns dabei behilflich sein, die Angst vor dem Tod abzubauen. Bewusstsein ist unbegrenzt und hat im Gegensatz zu unserem Körper weder einen Anfang noch ein Ende.

Die dreijährige Caron erinnerte sich spontan an einen Tod in einem früheren Leben: »Eines Tages erzählte uns Caron wie aus heiterem Himmel, dass sie mit ihrer Mama an der Bushaltestelle gewartet hatte, als sie von einem Auto angefahren und in den Himmel gebracht worden war. Sie sagte, dass sie durch einen langen Tunnel ging und dann Gott traf.«[29]

Seelen empfinden eine freudige Befreiung, sobald der Körper verlassen wurde. Sie treten in eine multidimensionale Wirklichkeit ein, die aus reiner Energie besteht und von überirdischen Klängen und Licht durchzogen ist. Manche sehen einen Tunnel, andere nicht, aber die meisten berichten, dass sie sich auf ein Licht zubewegten. In den Erinnerungen von Kindern wird dies ebenfalls beschrieben. Sie berichten von der Anwesenheit allwissender und freundlicher Geistwesen, die auch als Gott oder Jesus, Mohammed, Krishna oder Buddha benannt werden.

Eine Fünfjährige erklärte ihrer Mutter: »Wenn du stirbst, wirst du von einem Licht in den Himmel gezogen, und dann darfst du werden, was immer du willst. Aber du sprichst nicht mit Worten. Gott benutzt keine Wörter wie Englisch oder Spanisch. Er hört Gedanken.«[30]

In den zahlreichen Berichten von Menschen, die während einer Rückführung den Tod in einem früheren Leben erlebt haben, heißt es, dass sie zunächst über ihrem Körper geschwebt seien und ihn unter sich liegen sahen. Sie sprechen von reiner Energie und Licht, andere von herrlichen Landschaften, Seen oder Lichtstätten. Dr. Whitton schloss aus vielen Hypnosesitzungen, dass die Überseele – das innere Selbst – nur wachsen und sich weiterentwickeln könne, wenn sie diesen Reinigungsprozess im Verlauf zahlreicher Wiedergeburten durchmacht.

Wie schon in den alten heiligen Schriften auf der ganzen Welt angedeutet, ist Erleuchtung nur mithilfe von Reisen durch viele Körper möglich, damit die Reinigung der Seele erfolgen kann. Alle Erlebenden beschreiben einen erweiterten Bewusstseinszustand nach ihrem Übergang in die andere Welt. Wir nehmen eine Wirklichkeit wahr, die jenseits jedes bekannten Daseinsbereichs liegt. So wird es auch in den Nahtoderfahrungen beschrieben.

Kapitel 6

Das Leben zwischen den Leben

Joel L. Whitton gilt heute als einer der großen Pioniere in der Erforschung der Rückführungstherapie. Er war Professor für Psychiatrie an der Universität von Toronto und erforschte als Erster, was zwischen den Inkarnationen mit uns geschieht. Er stellte fest, dass ein Teil unseres Selbst unsere körperliche Existenz überdauert.

In gründlichen Befragungen von Menschen unter Hypnose entdeckte er eine Methode, persönliche Erfahrungen früherer Leben über Zeiträume von Jahrhunderten auszumachen. Whitton stellte fest, dass karmische Notwendigkeiten zu einer neuen Inkarnation führen. Erfolg und Misserfolg wie auch Schicksalsprüfungen in einem vergangenen Leben beeinflussen die Herausbildungen eines Individuums in diesem Leben. Dabei zeigte sich, dass unser Unterbewusstsein Teil eines größeren Ganzen ist. Durch die Rückführungstherapie wird das höhere Selbst sichtbar, das über die einzelnen Inkarnationen herausgeht.

Beim Eintritt ins Überbewusstsein verliert der Wahrnehmende jedes Gefühl einer persönlichen Identität. Er erinnert sich an seine höhere geistige Identität und wird eins mit allem Sein. Gleichzeitig erlebt er ein intensiveres Bewusstsein seiner selbst als je zuvor. Wir sind Teil einer

Überseele, die hinter den verschiedenen menschlichen Persönlichkeiten steht. Die Überseele kann nur wachsen und sich weiterentwickeln durch den Reinigungsprozess zahlreicher Wiedergeburten.

Rückführungen in das Leben zwischen den Leben setzen mit einer Sterbeszene in einem früheren Leben ein. Dabei werden die letzten Stunden des jeweiligen Lebens durchschritten bis zum Augenblick des Todes. Whitton konnte beobachten, dass sich der Gesichtsausdruck seiner Klienten auf auffällige Weise veränderte. Sorgen, Ängste und Schmerzen hoben sich auf, Freude und Erleichterung stellten sich ein.

Das Erwachen in der körperlosen Welt wird dann als Gleichzeitigkeit des Erlebens erfahren. In dem erweiterten Bewusstseinszustand spricht der Therapeut nicht mit der irdischen Persönlichkeit, sondern mit dem höheren Selbst. Ein Elektroingenieur berichtete: »Wenn man in ein vergangenes Leben zurückgeht, sieht man sich als bestimmte Persönlichkeit, die eine gewisse emotionale Reaktion hervorbringt. In dem Leben zwischen den Inkarnationen gibt es keinen Teil von mir, den ich sehen kann. Ich bin ein von Bildern umgebener Beobachter.«[31]

Nach dem Abschied von der irdischen Ebene kommt es zu einem archetypischen Vorgang beim Verlassen des Körpers, zum bekannten Tunnelerlebnis oder einem anderen symbolischen Weg des Übergangs in die jenseitige Welt (Wiese, Brücke, Dunkelheit, Leere). Wie schon häufig in den Nahtoderfahrungen beschrieben, tauchen wir in ein strahlendes Licht ein. Das ist eine kosmische Erfahrung, die jede irdische Glückseligkeit überschreitet. Eine Patientin von Whitton wurde von einem Gefühl enormer physischer Veränderung ergriffen:

Mein Körper dehnt sich aus und erfüllt den ganzen Raum; dann werde ich von euphorischen Gefühlen überflutet, wie ich sie noch nie erlebt habe. Diese Gefühle werden begleitet von einer totalen Wahrnehmung und einem uneingeschränkten Verständnis dessen, was ich wirklich bin. Ich begreife den Grund für mein Dasein und weiß, welchen Platz im Universum ich einnehme. Alles hat einen Sinn, alles ist vollkommen gerecht. Es ist wunderbar zu wissen, dass alles von der Liebe beherrscht wird.[32]

Eine andere Frau berichtete: »Es ist so hell, so schön, so heiter. Es ist, als tauche man in die Sonne ein und werde von ihr aufgesogen, ohne das Gefühl der Hitze zu haben. Man geht zurück in die Ganzheit des Daseins.«[33]

Ich habe mich nunmehr vierzig Jahre mit Sterben, Tod und Nahtoderfahrungen beschäftigt. Und ich kann hier die Feststellung treffen, dass die Berichte der Menschen aus den Rückführungen absolut identisch sind mit den Aussagen von Nahtoderfahrenen. Der einzige Unterschied besteht darin, dass die Rückgeführten durch den Eintritt in das Überbewusstsein mit der Quintessenz des Daseins eins geworden sind. Das Egobewusstsein existiert in diesem Zustand nicht, sondern sie werden mit der absoluten Wirklichkeit konfrontiert: mit jener göttlichen Bewusstseinsebene, von der aus wir zu neuen Inkarnationen aufbrechen und zu der wir nach dem irdischen Tod zurückkehren.

Schon Rudolf Steiner erkannte, dass Gedanken und geistige Bilder nach dem Tod als die von uns umgebene Welt erscheinen: »Landschaften, immer wieder Landschaften und Wellen, die ans Ufer schlagen.«

»Alles ist unglaublich schön. Es gibt keine materiellen Dinge, und doch ist alles da. Kirchen und Schulen, Bibliotheken und Spielplätze.«

»Ich durchschreite ein unendliches Nichts – kein Boden, keine Decke, keine Erde, kein Himmel.«

»Ich kann nicht sagen, wo ich bin, die Bilder erscheinen mir aus dem Nichts.«

»Aus meiner Perspektive konnte ich die Vegetation und die Atmosphäre der Erde wahrnehmen. Aber in einer anderen Richtung war ein viel stärker leuchtendes Licht, und die Luft war dünner. Mit meinem Führer begann ich, in diese andere Welt hinüberzugehen.«[34]

Der Raum, in dem sich die Seele zwischen den Inkarnationen befindet, spiegelt ihre Gedanken und Erwartungen wider. Das Unbewusste verwandelt unsere Gedanken in Objekte. Durch die intensiven Regressionen in frühere Leben stieß der kanadische Psychiater auch auf die Phase der Erinnerungen, der Lebensrückschau, wie wir sie aus den Nahtoderfahrungen kennen. Dabei erkennt die Seele die Bedeutung jedes noch so unwichtig erscheinenden Erlebnisses. Das Gesamtbild des Lebens wird in allen Einzelheiten bewusst als Augenblick der Wahrheit für die Seele. Ein Reinigungs- und Erneuerungsprozess vollzieht sich. Ein Klient berichtete: »Es ist so, als übernähme man in einem Film über das eigene Leben die Titelrolle. Jeder Augenblick aus jedem Lebensjahr wird in aller Vollständigkeit wiederholt. Es ist eine totale, genaue Wiederholung. Und das Ganze geschieht in einem kurzen Augenblick.«[35]

In der Rückschau geht es um unsere persönliche Integrität und um unsere eigenen Maßstäbe als Akt objektiver Selbsterkenntnis. Anwesende Geistführer sind niemals verurteilend. Sie strahlen eine heilende, belebende Energie aus, die seelische Belastungen und Schuldgefühle vertreibt.

Im Zuge der Erforschung des Überbewusstseins entdeckte Whitton die Existenz einer ewigen Seelenidentität. Klienten sprechen davon, sie »hätten in der Trance den Namen ihrer inneren Identität in einer ihnen unbekannten Sprache aufgeschrieben gesehen, und jeder Versuch, diesen Namen auszusprechen, sei gescheitert«.[36]

Andere berichten davon, in Lehranstalten gearbeitet zu haben, oder von anderen Orten des Wissens. Es gibt viele Entwicklungsmöglichkeiten und höhere Bewusstseinszustände. Das Ziel der verschiedenen Leben besteht darin, Gott so nah zu kommen, bis unser Geist endgültig befreit ist.

Michael Newton

Michael Newton führte innerhalb von vierzig Jahren Tausende von Menschen durch eine von ihm speziell entwickelte Hypnotherapie in das Leben zwischen den Leben. Er entwarf eine Landkarte der geistigen Welt und bildete bis kurz vor seinem Tod am 22. September 2016 Regressionstherapeuten auf der ganzen Welt aus. In seinen Rückführungen spielte es keine Rolle, ob seine Klienten religiös, atheistisch oder irgendwie ideologisch gebunden waren. Alle Berichte aus dem Leben nach dem Leben wiesen erstaunliche Übereinstimmungen auf, sobald sie in das Überbewusstsein gelangt waren.

Das Überbewusstsein ist der geistige Bereich, in dem

alle Erinnerungen der Seele gespeichert sind – frühere Leben, Existenzen zwischen den Leben oder in anderen Dimensionen. Das Seelenbewusstsein dehnt sich über alle Raum-Zeit-Begrenzungen aus. Um Patienten in das Überbewusstsein zu versetzen, wird eine Sterbeszene aus einem früheren Leben wiedererlebt.

Durch die Hypnose taucht die Todeserfahrung vor dem geistigen Auge des Patienten auf. Newton forderte seine Klienten auf, sich weiter ins Jenseits hineinzubewegen, und bat sie, ihre inneren Bilder in Worte zu fassen. Aus der Sterbebegleitung wissen wir, dass Sterbende Zugang zu höherem Wissen erlangen. Sie erfassen, dass etwas Universelles auf sie wartet, und verlieren jegliche Angst. Die Seele vereint sich mit der göttlichen Energie. Eine Patientin schilderte ihren Übergang: »Ich verliere meinen Körper einfach in einem Wisch! Es ist wundervoll, sich so frei zu fühlen, keine Schmerzen mehr, aber da ist ein Ziehen in ein helles, weißes Licht.«[37]

Ein anderer Klient berichtete: »Ich bin nicht wirklich tot. Ich meine, mein Körper ist tot – ich sehe ihn unter mir, aber ich schwebe. Ich kann hinunterblicken und sehe meinen Körper ausgestreckt im Spitalbett. Die halten mich für tot, aber ich lebe noch!«[38]

Auch in den Rückführungen sprechen die Erlebenden von einem Tunnel als Tor in die geistige Welt.

Es ist ein hohler, dunkler Schlot, und auf der anderen Seite ist ein kleiner Lichtkreis. Ich spüre ein Ziehen, ich soll wohl durch diesen Tunnel gleiten, und das tue ich auch. Der Lichtkreis wird sehr groß, und ich bin nun aus dem Tunnel heraus. Ich fühle Gedanken der Liebe, Kameradschaft, Mitgefühl, und das alles ist kombiniert mit Erwartung, als ob andere auf mich warten würden.[39]

Zunächst unsichtbare, intelligente Energien führen jeden von uns durch das Tor. Der persönliche Geistführer, Seelengefährten oder vorangegangene Angehörige warten auf uns und nehmen uns in Empfang. Seelen sind reine Energie, können aber eine menschliche Gestalt projizieren, damit wir sie erkennen. Es folgen Gespräche mit dem Geistführer, damit wir uns in der geistigen Welt orientieren können.

Die Seele kann sich langsam auf die neue Umwelt einstellen und wird schonend auf ihren Aufenthalt vorbereitet. Jeder Mensch hat einen persönlichen Geistführer, der uns schon während des irdischen Lebens durch die innere Stimme oder Intuition begleitet. Durch den Geistführer werden wir uns der Kontinuität des Lebens und unserer Identität als Seelen bewusst.

Nach Michael Newton bleiben diese geistigen Helfer über sehr viele Erdenjahre bei uns, um uns während und nach den unterschiedlichen Leben zu unterstützen.

Jeder Mensch hat einen höheren Geistführer. Dieser wurde der Seele schon bei ihrer Erschaffung zugeteilt. Jede Seele verfügt über eine höhere geistige Kraft, die mit ihrer Existenz verbunden ist und an der göttlichen Essenz teilhat. Manche berichten von Zentren der Heilung. Dort werden Menschen energetisch erneuert, die durch einen plötzlichen Tot traumatisiert wurden oder sich nach langem, schwerem körperlichen Leiden an ihren schmerzfreien Zustand gewöhnen müssen. Ein Klient von Michael Newton berichtet:

> *Ich sehe einen hellen, warmen Strahl. Er dehnt sich zu mir aus als Strom flüssiger Energie. Da quillt zuerst ein rauchähnlicher Dampf um mich herum, berührt dann meine Seele leicht, als ob er lebendig wäre. Dann wird*

er als Feuer in mich absorbiert, und ich werde gebadet und von meinen Wunden gereinigt.[40]

Während der Orientierungsphase, der Anpassung an die jenseitige Welt, erlebt die Seele eine immense Erweiterung ihres Bewusstseins, einen Strom von Wahrnehmungen, die sie auch mit den negativen Auswirkungen ihres Lebens konfrontieren.

In der geistigen Welt hat jede Seele einen ihr zugewiesenen Platz als Teil einer Seelengruppe, in der sich alle auf derselben Verständnishöhe befinden. Im weiteren Verlauf des Jenseitserlebens erfolgt die Phase der Erinnerung, die intensive Betrachtung des vergangenen Lebens. Wenn die Seele dadurch erwacht, kann sie auf den höheren Ebenen voranschreiten. Andere werden motiviert, wiedergeboren zu werden.

Brian Weiss

Der Psychotherapeut Brian Weiss leitete viele Jahre das Mount Medical Center in Miami. Als klassischer Schulmediziner war er voller Skepsis gegenüber dem Phänomen der Reinkarnation, bis er mit seiner Patientin Catherine konfrontiert wurde, die er durch Rückführungen in frühere Leben von ihren Angst- und Panikzuständen befreien konnte.

Alle konventionellen Psychotherapien hatten versagt, bis er ihr in einer Sitzung unter Hypnose eine zeitlich unbegrenzte Anweisung erteilte, in die Zeit zurückzukehren, in der ihre Symptome ihren Ursprung hatten. Zu seiner großen Überraschung berichtete Catherine von einer früheren Inkarnation im Nahen Osten vor viertausend Jahren. Zunächst vermutete Weiss, dass die auftretenden Erinnerungen ihrer Traumwelt entstammten. Doch in den Wochen nach ihren Rückführungen verbesserte sich sichtlich ihr Gesundheitszustand.

Der Psychiater setzte die Hypnosesitzungen fort, und seine Patientin durchlebte mehrere Tode, bei denen sich die bekannten Merkmale einer Nahtoderfahrung einstellten: Außerkörperlichkeit (über dem Körper schweben), Begegnung mit dem Licht, Bilanz des vorherigen Lebens sowie erweitertes Bewusstsein.

Eines Tages sprach Catherine völlig überraschend von der Anwesenheit seines verstorbenen Sohnes und seines Vaters: »Dein Vater ist hier und dein Sohn, der ein kleines Kind ist. Dein Vater sagt, du wirst ihn erkennen, weil sein Name Avrom ist und deine Tochter nach ihm benannt ist. Überdies kam sein Tod durch sein Herz. Bei deinem Sohn war es auch das Herz. Denn es lag so verkehrt wie bei einem Huhn.«[41]

Catherine hatte offensichtlich unter der Hypnose eine mediale Begabung entwickelt. Für Brian Weiss veränderte sich durch diese Aussage sein Weltbild. Alles war absolut zutreffend, und er wusste, dass Catherine von seinen familiären Verhältnissen nichts wissen konnte. Damit aber nicht genug: Die Frau erinnerte sich nicht nur an zahlreiche Vorleben, sondern erhielt überdies Informationen und Botschaften, die Geheimnisse über den Tod und das Leben danach offenbarten. Brian Weiss veröffentlichte seine Erfahrungen in seinem Bestseller *Die zahlreichen Leben der Seele,* der zu einem Klassiker der Reinkarnationsforschung avancierte. Er konstatierte schon damals, dass die Todeserfahrung in Catherines

Wahrnehmungen gleichbleibend und ähnlich verlief. Sie berichtete:

Ich habe meinen Körper verlassen. Ich sehe ein wunderbares Licht. Es kommen Leute auf mich zu. Sie kommen, um mir zu helfen. Im Augenblick spüre ich einfach den Frieden. Es ist eine Zeit des Trostes. Der Betreffende muss getröstet werden. Die Seele findet hier Frieden. Man lässt all seine Körperschmerzen hinter sich. Das Licht ist so hell! Alles kommt vom Licht. Energie kommt aus diesem Licht. Es ist wie eine Kraftquelle. Es versteht zu heilen.[42]

Im Verlauf der Trancesitzungen empfing Catherine medial empfangene Botschaften von sogenannten Meistern, also Geistwesen, die unsere Entwicklung nach dem Tod begleiten.

Wir entscheiden darüber, ob und wann wir geboren werden und wann wir die physische Ebene verlassen. Wir sind hier, um zu erkennen, dass nur Glaube, Liebe und Hoffnung uns geistig und seelisch wachsen lassen.

Catherine verfügte über ein Wissen, zu dem sie zu ihrem jetzigen Leben keinen Zugang hatte. Und sie berichtete auch vom Leben zwischen den Leben. Das Leben ist endlos, und wir sterben nie. Wir bewegen uns durch verschiedene Entwicklungsphasen und Bewusstseinszustände, ohne Anfang, ohne Ende. Wenn wir das erkennen, können wir die verborgene, ständige Angst vor dem Tod auflösen. Brian Weiss schreibt:

Wenn die Menschen wüssten, dass sie bereits zahllose Male zuvor gelebt haben und noch unzählige Male leben werden, wie getröstet würden sie sich fühlen. Wenn sie wüssten, dass Geistwesen da sind, um ihnen beizustehen, während sie sich im physischen Körper und in dem Nachtodesbereich befinden, im geistigen Zustand, sie würden sich diesen Geistwesen, zu denen auch ihre verstorbenen Verwandten gehören, anschließen.[43]

Das Leben zwischen den Leben ist eine Zeit der Erneuerung, in der jeglicher Schmerz endet. Je mehr Brian Weiss die Botschaften der Meister annehmen konnte, desto mehr veränderte sich sein Leben: Es wurde einfacher und befriedigender. Durch das Wissen, dass wir uns auch in der jenseitigen Dimension weiterentwickeln, werden wir erneuert und entscheiden darüber, ob wir zurückkehren wollen oder auf eine andere geistige Entwicklungsstufe übergehen. Alles ist Entwicklung und fortwährendes Lernen. Das Seelenbewusstsein besteht ewig. Sinn und Zweck der Entwicklung ist es, Gott ähnlich zu werden und in IHN einzugehen.

Brian Weiss spezialisierte sich durch seine Erfahrung auf die Hypnoregressionstherapie. Er veröffentlichte mehrere Bücher. Eine seiner wichtigsten Erkenntnisse lautet zusammengefasst: Je mehr wir Herz und Geist in Einklang bringen, desto mehr sind wir in Harmonie mit der Schöpfung.

Vorgeburtliche Lebensplanung

Alle bekannten Rückführungstherapeuten beschreiben eindeutig, dass die Seele im Leben zwischen den Leben eine neue Inkarnation vorausplant. Der Gedanke, dass wir die Herausforderungen oder Krisen unseres Lebens uns selbst auferlegt haben, hat etwas durchaus Tröstliches und beinhaltet eine völlig neue Sichtweise der Welt. Er wirft ein neues Licht auf den Sinn unseres Lebens und unserer Leiden.

Schwierige Lebenssituationen erzeugen intensive Gefühle, die für den Selbsterkenntnisprozess der Seele durchaus hilfreich sind – nicht um zu leiden, sondern um seelisch und geistig zu wachsen. Reinkarnation ist kein willkürlicher Prozess, sondern sie ist bestimmt von der Wahl und Absicht einer Seele. Wir suchen uns die Eltern aus, wählen Ort und Zeit unserer Geburt, wählen das Geschlecht und welchen Personen wir wieder begegnen wollen. Jeder ist dem Karmagesetz von Ursache und Wirkung unterworfen. Das Jenseits ist keineswegs ein Ort des Ausruhens und des Abschaltens, sondern vor allem ein Ort der Weiterentwicklung.

Die vierjährige Courtney erzählte ihrer Mutter:

> *Wenn du in den Himmel kommst, hast du eine kurze Zeit zum Ausruhen, wie im Urlaub, aber dann musst du anfangen zu arbeiten. Du musst anfangen, darüber nachzudenken, was du in deinem nächsten Leben lernen musst. Du musst beginnen, deine nächste Familie auszusuchen. Der Himmel ist kein Ort, an dem man sich für immer herumdrücken kann. Du musst dort arbeiten.*[44]

Die Verstorbenen durchlaufen schon bald nach ihrem Tod die Phase des Rückblicks auf die vergangene Inkarnation. Das gesamte Leben wird noch einmal erlebt, mit allen Auswirkungen des eigenen Lebens auf andere. Die Seele beurteilt ihr eigenes Handeln und schaut sich ungeschminkt ins Gesicht. Dadurch wird sie in die Lage versetzt, das letzte Leben vollständig zu verstehen. Sie gebraucht ihr eigenes Empfinden für Richtig und Falsch, um ihr vergangenes Handeln zu bewerten. Ziel der Seele ist es, ein wahrhaft liebendes und mitfühlendes Wesen zu werden. Durch eine neue Inkarnation können wir Fehler wiedergutmachen. Wir erhalten die Möglichkeit, unsere Sichtweise auf bestimmte Lebensumstände zu verändern. Die Reinkarnationsforscherin Carol Bowman schreibt über diese Zusammenhänge:

> *Vergangenes Handeln zu berichtigen, seinen Charakter zu verbessern oder ein Sein mit mehr Liebe zu praktizieren, können nur vollbracht werden, während wir in einem menschlichen Körper inkarniert sind. Der Pfad zur Erleuchtung führt über die Erde, und die Seele weiß das. Demzufolge besteht das Ziel der Lebensrückschau und des Planungsprozesses darin, eine Inkarnation auszusuchen, die das richtige Maß an Herausforderungen und Möglichkeiten zum Lernen und Wachsen bringt.*[45]

Im Planungsprozess eines neuen Lebens geht es um blockierte Gefühle und Unerledigtes aus früheren Leben. Diese Dinge will die Seele heilen. Das Seelenbewusstsein plant potenzielle Herausforderungen im Voraus, um Heilung zu erfahren. Es ist mir wichtig, darauf hinzuweisen, dass es sich nicht um eine Vorbestimmung handelt, sondern dass der Mensch kraft seines eigenen Willens immer wieder neu entscheiden kann, wie er sich den Herausforderungen seines Lebens stellt. Wir entscheiden selbst darüber, wie wir auf Krisen reagieren: mit Wut, Hass, Zorn oder Angst. Oder mit Liebe, Selbstliebe oder Mitgefühl.

Wenn wir aufhören, ständig gegen uns selbst zu kämpfen, und den Widerstand gegen uns selbst und andere aufgeben, können wir die Herausforderungen unseres Lebens besser bewältigen.

Fragen wir uns in schwierigen Situationen: Was würde die Liebe tun? Dann geraten wir nicht ins Negativspektrum und werden gelassener. Niemand wird gezwungen, sich zu reinkarnieren. Es ist eine freiwillige Entscheidung, auch wenn sie auf karmischen Notwendigkeiten beruht. Ein Klient von Michael Newton sagte: »Wir entscheiden uns dafür, wiedergeboren zu werden, wenn beschlossen wurde, dass wir dafür bereit sind. Sie zwingen einen zu gar nichts.«[46]

In ihrer bahnbrechenden Studie *Leben vor dem Leben* betonte Helen Wambach, dass von siebenhundertfünfzig Versuchspersonen 81 Prozent berichteten, sie hätten sich selbst dafür entschieden, geboren zu werden. Alle hatten eine Wahl. Allerdings entschieden sich viele recht widerstrebend dafür, geboren zu werden. Beim Planungsprozess sind immer Geistführer und Berater anwesend, die der Seele Auswahlmöglichkeiten für das nächste Leben aufzeigen. Hier einige Aussagen von Helen Wambachs Klienten: »Ich entschied mich dafür, wiedergeboren zu werden. Und ich fühlte, dass man mir bei der Entscheidung half, weil ich die Arbeit meines letzten Lebens fortsetzen und korrigieren musste. Ich war darauf gespannt, dieses Leben zu erfahren.«[47] – »Ich entschied mich dafür, geboren zu werden, ich befand mich in einer Gruppe anderer Seelen, und ich wusste irgendwie, dass wir uns neu gruppierten. Ich hatte ein gutes Gefühl hinsichtlich der neuen Lebenszeit, weil wir alle planten, wieder zusammenzukommen, noch ehe ich geboren wurde.«[48]

Andere entschließen sich nur widerstrebend: »Ja, ich

entschloss mich selbst, geboren zu werden. Andere halfen mir bei der Entscheidung, und es schien, als seien da Freunde und Helfer, die ein aufrichtiges Interesse an mir hatten. Aber ich war gespalten bei der Aussicht, diese Lebenszeit zu erleben.«[49]

Sich für ein neues Leben zu entscheiden hat nicht nur mit den eigenen Bedürfnissen der Seele zu tun, sondern die Auswahl muss mit den Plänen und Bedürfnissen anderer Seelen übereinstimmen, denen sich die Seele anschließen will. Auch der Körper wird für bestimmte Zwecke ausgewählt. So kann eine Seele eine psychische oder physische Beeinträchtigung wählen, um zu lernen, wie Hindernisse überwunden werden können, damit ein Fortschritt in der geistigen Entwicklung ermöglicht wird.

Beziehungen sind wichtig für spirituelles Wachstum. Die Wiedervereinigung mit Seelen aus früheren Leben ist ein zentrales Element der Planung. Alle Reinkarnationsforscher stimmen in dem Punkt überein, dass wir mit Seelen gemeinsam inkarnieren, die uns in anderen Leben nahestanden. Ebenso kann es um einen Ausgleich gehen: dass wir zu Personen zurückkehren, die uns schlecht behandelt oder verletzt haben, um Vergebung zu lernen, aber auch zu Menschen, die wir selbst ungerecht behandelt haben.

Die Auswahl der Eltern

Die Forschung über frühere Leben unterstützt die Vorstellung, dass ein neu zu inkarnierendes Wesen aus der geistigen Welt sich die Eltern aussucht. Kleinstkinder, die sich an frühere Leben erinnern, äußern sich häufig über den Prozess der Elternauswahl. In einem unendlichen, von einem göttlichen Bewusstsein getragenen Universum ist es durchaus möglich, dass wir mit Menschen zusammenleben, die wir uns als Partner für die irdische Reise ausgesucht haben.

Als ein gestaltloser Geist haben wir die Eltern ausgewählt, die wir für diese irdische Existenz benötigen. Für Erwachsene ist es schwer zu akzeptieren, wenn Kinder spontan über den Himmel, den Tod und die Wiedergeburt sprechen, und das aus unmittelbarer Erfahrung, da sie noch offene Kanäle für die geistige Welt haben. Sie erinnern sich an die Quelle der Liebe und Weisheit, die wir als Gott bezeichnen.

Colleen erzählte ihrer Mutter im Alter von fünf Jahren:

Als ich im Himmel darauf wartete, geboren zu werden, waren sehr viele von uns dort. Manche von meinen Freunden warteten auch. Zwei Engel gaben auf uns acht, und wenn jemand weinte, kam ein Engel herbei und tröstete ihn. Wir warteten in einer langen Reihe darauf, geboren zu werden.

Ihr jüngerer Bruder Michael unterbrach sie: »Gott hat mich im Arm gehalten, bevor ich heruntergekommen bin, um geboren zu werden.«[50]

Kinder sprechen häufig davon, die Auswahl der Eltern in der Präsenz Gottes getroffen zu haben. Der fünfjährige Mathes erzählte seiner Mutter:

Mama, als ich Null war, bevor ich geboren wurde, habe ich mit Gott auf einer Wolke gestanden. Er hat mir gesagt, ich soll wählen. Als Gott mir gesagt hat, ich soll wählen, habe ich runtergeguckt und überall Mamis gesehen. Sie wollten alle, dass ich sie auswähle, und sie streckten die Hände nach mir aus. Dann habe ich dich gesehen. Du warst allein und traurig, und du konntest deinen kleinen Jungen nicht finden, und ich habe es gewusst! Ich habe gewusst, dass ich dich liebe und dass du mich liebst, und darum habe ich zu Gott gesagt, dass ich dich will. Mama, als ich Null war, bevor ich geboren wurde, habe ich dich ausgewählt.[51]

Ein dreijähriges Mädchen sagte unvermittelt zu ihrer Mutter: »Ich habe dich und Papi aus einer Gruppe von anderen Mamis und Papis ausgesucht. Es gab eine lange Schlange mit Mamis und Papis, und ich bin an der Schlange entlanggegangen. Als ich euch sah, wusste ich, dass ihr meine seid.«[52]

Lebensplanung ist ein Prozess, der in der jenseitigen Welt der Körperlosigkeit stattfindet, ein rein seelisch-geistiger Prozess. Wenn wir geboren werden, sind die Erinnerungen an frühere Leben oder das Leben in der geistigen Welt im Unterbewusstsein angesiedelt. Kleinstkinder, die sich spontan an frühere Leben erinnern, vergessen wenige Jahre später ihre Erinnerungen. Je weiter ein Mensch heranwächst, desto mehr sind wir mit weltlichen Dingen beschäftigt und vergessen, wer wir sind. Und doch ist das Leben ein Prozess der Wiedererinnerung an die wahre Wirklichkeit unseres Ursprungs.

Wir sind nicht einem unveränderlichen Schicksal unterworfen, und es gibt keinen spirituellen Determinismus. Wann immer uns Schwierigkeiten oder Widerstände entgegengebracht werden, ist es wichtig, sich kraft des freien Willens für eine Verbesserung der Situation einzusetzen. Wir selbst sind die Herren unseres Schicksals. Wir tragen für alles, was in unserem Leben geschieht, die Verantwortung. Das ist die wohl wichtigste Lektion in unserem Erdenleben. Nicht andere sind schuld an widrigen Umständen, auch nicht das Schicksal, Gott oder irgendwelche Umstände, sondern wir sollten in den eigenen Spiegel schauen.

Die vorgeburtliche Lebensplanung der Seele ist verknüpft mit den Seelenleben anderer. Nichts, was in unserem Leben geschieht, ist Zufall. In der Spiegelung mit anderen Seelen können wir alten Urschmerz erlösen und Heilung finden, um daran zu wachsen. Es geht für alle Menschen in dieser schwierigen Zeit um das Erwachen, die Wiedererinnerung an unseren Ursprung. Es geht darum, unser innewohnendes Potenzial zu erkennen. Die Absprachen zwischen den Seelen führen für jeden Beteiligten zum Wachstum.

Der Seelenplan, die Absprachen, die vor der Geburt getroffen werden, sind ein wesentlicher Aspekt, wenn es darum geht, den früheren Tod eines Kindes zu verstehen. Ich werde darauf zurückkommen.

Kapitel 7

Kinder sterben anders

Für Eltern ist der Tod eines Kindes kaum in Worte zu fassen. Wenn Eltern durch eine längere Erkrankung ihres Kindes sich noch in gewisser Weise auf den Tod einstellen können, so ist ein plötzlicher Tod durch Unfall, Gewaltverbrechen oder Suizid ganz besonders schwer zu verkraften. Was Eltern in einer solchen Situation brauchen, ist echte menschliche Zuwendung und mitmenschliches Zuhören.

Kinder sind noch frei von den Tabus und Voreingenommenheiten der Erwachsenen. Elisabeth Kübler-Ross stellte durch ihre langjährige Arbeit mit sterbenden Kindern fest, dass diese ein natürliches Verhältnis zum Tod haben. Sie sterben anders als Erwachsene und durchlaufen einen erstaunlich schnellen Reifungsprozess. Kinder verfügen über ein intuitives Wissen von ihrem Tod und vom Leben danach, und sie bringen es offen zum Ausdruck. Allerdings können die Eltern damit nicht immer gut umgehen. Sie glauben eher, dass Kinder den Tod nicht verstehen, und weisen deren Äußerungen und Ahnungen zurück.

Kinder stehen ihm im Allgemeinen unbefangen und angstfrei gegenüber. Bis zum sechsten Lebensjahr sind ihre Kanäle für die geistige Welt noch offen. Daher wissen sie, was sie erwartet, nicht zuletzt durch Visionen der anderen

Welt. Eltern hingegen versuchen eher den Ernst der Situation zu verdrängen.

Niemand kann uns vor den Schmerzen und Verlusten des Lebens bewahren. Eltern, die ein Kind verloren haben, sind zunächst untröstlich, da die Realität des Todes eines Kindes nicht aus der Welt geschafft werden kann. Es spricht eine der Urängste des Menschen an, wenn ein Kind vor den Eltern stirbt. Die vermeintliche Natur-Ordnung der Dinge (die es in Wirklichkeit gar nicht gibt) wird infrage gestellt. Aber wir können für betroffene Menschen da sein, unser Mitgefühl zum Ausdruck bringen und ihnen zuhören.

Durch den Tod eines Kindes verlieren Eltern und Geschwister ein Stück von sich selbst. Dinge, die für die Zukunft geplant waren, können nicht mehr verwirklicht werden. Das Umfeld, Freunde oder Bekannte, reagiert oft eher hilflos und schweigend. Sie sind oft nicht bereit, offen über den Tod eines Kindes zu sprechen. Eine Frau erzählte mir:

> *Kein Mensch kümmerte sich um uns nach dem Tod unseres sechsjährigen Sohnes Olaf, der direkt vor unserem Haus von einem Motorradfahrer überfahren worden war. Wir warteten über eine Stunde auf den Leichenwagen. Dann wurde Olaf in einen Sarg gelegt, doch keiner sprach mit uns. Ich hatte das große Bedürfnis, mit meinen Freunden über den Unfall zu sprechen, doch ich machte die Erfahrung, dass die meisten nicht bereit waren, mir zuzuhören. Sie wollten nicht mit dem Tod unseres Sohnes konfrontiert werden, der ihr eigenes Kind hätte sein können, auch aus der Angst heraus, etwas Falsches zu sagen und Wunden aufzureißen.*

Der Trauerprozess kann sich über Jahre hinziehen, was zur Folge hat, dass sich Nachbarn und Freunde irgendwann zurückziehen. Es sei darauf verwiesen, dass es keinen Maßstab für Trauer gibt, schon gar nicht, wenn ein Kind unter tragischen Umständen sein Leben verloren hat. Bei einigen verschwinden Schrecken und Traurigkeit nie, auch nicht nach vielen Jahren.

Ich erinnere mich an ein Seminar, in dem eine Frau vom Suizid ihres vierzehnjährigen Sohnes berichtete, der sich erhängt hatte. Ihre Schilderung der Ereignisse war überaus emotional, sodass wir annahmen, dass der Suizid erst wenige Monate zurückliegt. Tatsächlich war das Ereignis schon vor über zehn Jahren geschehen. Die Frau war in ihrem Trauma stecken geblieben.

Männer trauern völlig anders als Frauen und kompensieren den Tod eines Kindes durch mehr Arbeit. Zu einem Zeitpunkt, da die Frau der Zuwendung und Nähe ihres Mannes besonders bedarf, ist er abwesend und kann seine Gefühle nicht zulassen.

Es ist schwer für Männer, sich mit dem eigentlichen Verlust auseinanderzusetzen. So manche Ehe kommt in derartigen Situationen auf den Prüfstand: Einige Paare gehen gestärkt aus der Krise hervor und sind enger zusammengeschweißt, andere Paare werden mit der Situation nicht fertig und trennen sich.

Eine Frau berichtete mir:

Nach dem Tod unserer fünfjährigen Tochter, die an Leukämie verstarb, war mein Mann wie versteinert. Monikas Erkrankung zog sich über zwei Jahre hin, und schon dadurch war mein Mann an seine Belastungsgrenze gestoßen. Er konnte Monis Tod nicht akzeptie-

ren, verschloss sich immer mehr und redete nicht mehr mit mir. Noch heute, sieben Jahre später, steckt mein Mann in seiner Trauer fest und will sich nicht helfen lassen. Schließlich ließen wir uns scheiden.

Der schnelle Reifungsprozess

Sterbende Kinder durchlaufen einen erstaunlich schnellen Reifungsprozess. Die geistige Weiterentwicklung, für die wir oft ein Leben lang brauchen, wird von ihnen in einer kurzen Zeitspanne durchlaufen. Es folgt der Bericht einer Mutter, deren fünfzehn Monate alte Tochter Elena den Prozess des Loslassens und des Abschiednehmens lenkt. Das Kind spürt die emotionalen Bedürfnisse ihrer Eltern und entwickelt sich zu einer selbstständigen Persönlichkeit. Elena stirbt in Frieden und hinterlässt geistiges Wachstum.

Der behutsame, für uns kaum spürbare Prozess des Loslassens, des Abschiednehmens, des Reifens, wird von unserer Tochter gelenkt. Sie bestimmt das Tempo und zeigt uns den Weg – unendlich liebevoll und zart. Für uns zuweilen gewaltig und schmerzlich. An einem Nachmittag sitzen mein Mann und ich gemeinsam mit unserer Tochter auf dem Bett; wir beide weinen. Elena sieht uns an, krabbelt zum Kopfkissen, holt darunter ein Taschentuch hervor und hält es uns mit ernstem Blick hin. Wir sind gerührt und verblüfft: Unser fünfzehn Monate altes Kind will uns trösten. Überhaupt macht Elena in ihren letzten Lebenswochen einen un-

geheuren Reifungsprozess durch. Sie ist kein kleines, unbeholfenes Kind mehr. Sie ist in gewisser Weise selbstständig geworden. Der körperlichen Unzertrennlichkeit der ersten Wochen folgt Elenas zuerst vorsichtiges, dann entschlossenes Loslassen – begleitet von Traurigkeit, Selbstbezogenheit und viel Liebe. In ihren letzten Lebenstagen nimmt sie meine Hand und schiebt sie wieder weg. Später will sie gar nicht mehr berührt werden. Sie hat sich in Liebe von uns gelöst, und wir lassen sie gehen.[53]

Sterbende Kinder haben keine Angst, da sie ihre geistige Heimat kennen und mit ihr verbunden sind. Elisabeth Kübler-Ross äußerte sich mir gegenüber in einem Interview: »Ich habe fünfzehn Jahre mit sterbenden Kindern gearbeitet, und die haben mich mehr gelehrt als alle Erwachsenen zusammen. Kinder sind viel weiser als Erwachsene und wissen, wo wir herkommen und wo wir hingehen. Sie sind nicht so stur wie wir.«

Sterbebettvisionen

In den letzten Wochen oder Tagen vor ihrem Tod haben Sterbende oft Visionen von Angehörigen, die bereits verstorben sind. Sie sprechen mit für uns unsichtbaren Besuchern. Bei Kindern oder Jugendlichen treten diese Visionen besonders häufig auf. Eine Frau erzählte:

Mein zwölfjähriger Sohn Peter hatte einen bösartigen Hirntumor. Ich musste dabei zusehen, wie er immer weniger wurde. Sosehr ich meinen Sohn auch liebte, ich konnte ihm nicht helfen und auch die Ärzte nicht. Peter wusste, dass er sterben würde. Am Tag seines Todes trat ich nachmittags in sein Zimmer. Er öffnete seine Augen, und ein entrücktes Lächeln erhellte sein Gesicht. Peter ließ mich an seiner Erfahrung teilhaben: »Das Licht ist so hell! Und ich habe noch nie so wunderschöne Farben gesehen. Die Musik ist wundervoll. Jetzt öffnet sich eine Tür, und ich sehe Menschen, die mich begrüßen wollen. Auch die Großeltern sind da.« Seine Augen waren weit geöffnet und von einem tiefen Leuchten erfüllt. Er sah Dinge, die nicht von dieser Welt sind. Kurz darauf starb er friedlich. Ich wusste, dass er nun an einem schöneren Ort war. Dass er mich an seiner Vision teilhaben ließ, half mir dabei, seinen Tod zu akzeptieren.

Kim schildert eine sehr bewegende Sterbebettversion ihres Kindes:

Minuten vor seinem Tod lag unser zweiundzwanzig Monate junger Sohn zwischen mir und seinem Vater auf unserem Bett. Auf einmal hob Daniel seine rechte Hand hoch in die Luft und streckte seinen rechten Arm vor sich aus, als wolle er nach jemandem greifen. Ein paar Augenblicke hielt er seinen Arm so. Dann ließ er ihn langsam wieder neben sich sinken. Daniel wandte den Kopf nach rechts, um mich anzusehen. Er sah mir direkt in die Augen. Er lächelte und drückte mir die Hand, was er schon seit Monaten nicht mehr hatte tun können. In diesem Moment wusste ich, dass es ihm gut gehen würde. Dass er nicht allein blieb, wenn er diese Erde verließ. Danach tat Daniel seinen letzten Atem-

zug und starb. Daniel hatte mir gezeigt, dass er sich wieder bewegen konnte, kurz bevor seine Seele den kranken Körper verließ. Es war ein echtes Wunder.[54]

Sterbebettvisionen sind Erscheinungen einer verstorbenen Bezugsperson oder einer mystischen Wesenheit. Sie gewähren spontane Einblicke in eine andere Welt. Die Erscheinungen, die von den Sterbenden bei vollem, klarem Bewusstsein wahrgenommen werden, haben die Aufgabe, den Sterbenden in die geistige Welt zu begleiten. Die Visionen werden als echt erlebt und befreien von der Angst vor dem Tod. Der nahende Tod wird mit Gelassenheit und einer positiven Haltung angenommen. Die Visionen werden zurückgeführt auf ein erweitertes Bewusstsein: Durch das Herannahen des Todes lockert sich die Seele vom Körper, wodurch der Sterbende die andere Welt oder Wesen wahrnimmt. Sie sind von kurzer Dauer, können jedoch wiederholt auftreten.

Das Wissen sterbender Kinder vor ihrem bevorstehenden Tod spiegelt sich auch in ihren Sterbebettvisionen. Wenn wir wirklich zuhören und uns der Weisheit der Kinder öffnen würden, können derartige Visionen behilflich sein, das Sterben zu akzeptieren. Die Eltern fühlen sich getröstet, da sie dann wissen, dass sich ihr Kind an einem sicheren Ort befindet. Eine Mutter erzählte mir:

Michael war vierzehn Jahre alt, als er an einer bösartigen, nicht mehr zu heilenden Krebserkrankung verstarb. Über drei Monate litt er unter großen Schmerzen, doch die Ärzte konnten nichts tun. Er vermisste am meisten seine Großmutter, mit der er innigst verbunden war. Doch sie war vor einem Jahr verstorben. Kurz vor sei-

nem Tod verschwanden die Schmerzen, und er hatte eine deutliche Vision der Anderswelt. Er fing an, laut mit seiner Großmutter zu sprechen, die in ein Licht eingehüllt war. Er sah überaus glücklich aus und wirkte entspannt. Er sagte, sie sei gekommen, um ihn mitzunehmen. Die Gegenwart meiner Mutter in Michaels Sterben war für mich sehr tröstlich. Zu wissen, dass er nicht alleine ist. Kurz darauf starb er friedlich.

Eine Hospiz-Begleiterin erzählte mir nach einem Vortrag:

Ich habe einen achtjährigen Jungen begleitet, der mir Folgendes anvertraute: »Du wirst mit dem, was ich sagen will, umgehen können, meine Mami nicht. Deswegen verrate ich dir mein Geheimnis: Ich sterbe bald. Das weiß ich schon seit drei Jahren, ich kann es meinen Eltern aber nicht sagen, da es sie traurig macht.« Drei Tage später ist der Junge gestorben.

Wenn sich ein Kind bei einem anderen Menschen geborgen und getragen fühlt, lässt es ihn in seine Seele schauen. Das intuitive Wissen von einem bevorstehenden Tod ist bei Kindern besonders ausgeprägt. Eltern denken häufig, sie müssten ihr Kind beschützen. Sie sprechen nicht über den Ernst der Erkrankung, da sie glauben, ihr Kind wisse gar nicht, was Sterben bedeutet. In Wirklichkeit zeigen sie uns, wie wir mit ihrem Sterben umgehen können, so wie wir das beim Beispiel von Elena gesehen haben.

Kinder malen auch Bilder, in denen sie symbolisch ihr intuitives Wissen mitteilen. Markus malte für seine Mutter einen Blumenstrauß. Er selbst sieht sich in den Blättern der grünen Blume und erklärt, dass die Blumenvase auf einem Grab steht – letztlich seinem Grab. Er teilte mit seinen Eltern und Betreuern sein inneres Wissen als Hinweis auf den bevorstehenden Abschied. Auf seinem Bild sind acht grüne Blätter zu sehen.

Markus starb mit acht Jahren.

Bei diesem Wissen handelt es sich um vorbewusstes Wissen. Es ist kein verstandesmäßiges Wissen, sondern ein intuitives Wissen, das durch die Seele ins Bewusstsein steigt. Die Seele weiß immer, wann die Zeit zum Sterben gekommen ist. Auf diese Weise wird ein Kind vorbereitet, seinem bevorstehenden Tod ins Auge zu sehen, selbst wenn Eltern diese Realität leugnen oder ihr aus dem Weg gehen.

Corey war drei Jahre alt, als Leukämie diagnostiziert wurde, und mit sieben Jahren ging sein Leben zu Ende. In der Woche vor seinem Tod hatte er mehrere Visionen. Er sprach immer wieder von einem Kristallschloss, in dem er sich aufgehalten hatte, und von Gesprächen mit Gott, der in ein Licht eingehüllt war und ihm vermittelte, er müsse keine Angst haben.

Der Kinderarzt Dr. Melvin Morse führte eine Studie durch, in der er sich damit befasste, was wir von Kindern, die dem Tod nahe waren, lernen können. Er beschäftigte sich auch mit den Sterbevisionen von Kindern. Corey erzählte ihm:

Einer seiner besten Freunde aus dem Krankenhaus hatte sich im Kristallschloss zu ihm gesellt. Die Mutter hielt das für unmöglich, weil sie den Freund erst eine Woche zuvor gesehen hatte. Als sie am nächsten Tag zur Chemotherapie kamen, erfuhren sie, dass Coreys Freund in der Nacht zuvor unerwartet gestorben war. Corey hatte neun Freunde, die gleichzeitig mit ihm eine

Krebsbehandlung begannen. Die meisten waren gestorben, und er begegnete ihnen in seinen Visionen vom Kristallschloss.[55]

Coreys Visionen haben die Familie nachhaltig beeinflusst und positiv gestärkt. Die Visionen der Kinder weisen ein durchgängiges Muster auf. Man könnte denken, dass kleine Kinder nach ihrer Mutter oder ihrem Vater rufen und sich diese in Form ihrer Vision vor ihrem geistigen Auge zeigen. Doch die Sterbebettvisionen der Kinder zeigen eindeutig, dass in diesen niemals lebende Personen auftauchen. Es ist stets von Lichtwesen, von Gott oder von vorangegangenen Angehörigen die Rede, was den transzendenten Charakter der Visionen bekräftigt. Elisabeth Kübler-Ross schilderte dazu ein sehr eindrucksvolles Beispiel:

Ja, jetzt ist alles gut. Mami und Peter warten schon auf mich, sagt ein Junge. Mit einem zufriedenen, leichten Lächeln glitt er in das Koma zurück und vollzog dort den Übergang, den wir Tod nennen. Ich wusste, dass seine Mutter am Unfallort gestorben war, aber Peter war nicht gestorben. Er war mit starken Verbrennungen in eine Spezialstation eines anderen Krankenhauses gebracht worden. Da ich bloß Daten sammelte, akzeptierte ich die Informationen des Jungen und beschloss, nach Peter zu sehen. Es war jedoch nicht nötig, denn gleich darauf erreichte mich ein Anruf von der anderen Klinik, um mich zu informieren, dass Peter vor einigen Minuten gestorben war.[56]

Elisabeth Kübler-Ross bekräftigte, dass in den vielen Jahren ihrer Arbeit mit sterbenden Kindern jedes Kind davon gesprochen hat, dass es erwartet wird: von einer Person, die ihm vorausgegangen ist. Und wenn es sich nur um wenige Minuten handelte – keines dieser Kinder wusste vom Tod des anderen. Das verweist auf die Realität der Kindervisionen, obgleich sie wissenschaftlich nicht erklärbar sind.

Greg starb mit dreizehn Jahren an einer genetisch bedingten Krankheit. Er wurde zum Sterben nach Hause entlassen. In seinen letzten Wochen hatte er immer häufiger Visionen vom Licht und von Gott. Doch sie verwirrten ihn, da er zwischen der irdischen Wirklichkeit und den Zeichen der anderen Welt nicht immer unterscheiden konnte. Zunehmend wurde er aber ruhiger und entspannter. Seine Ruhe übertrug sich auf die Eltern. Wenn sie auch zunächst von seinen Visionen überfordert waren, wollten sie am Ende seines Lebens mehr darüber erfahren.

> *Sechs Tage vor seinem Tod wurden die Träume häufiger und intensiver. Fast täglich berichtete er von den strahlenden Lichtern, anderen Menschen und einem anderen Land. Auch Gott war in diesen Visionen immer anwesend. Obwohl die Eltern nicht daran glaubten, dass Greg tatsächlich Gott besuchte, halfen ihnen die Visionen, den Tod ihres Sohnes zu akzeptieren. Sein innerer Friede erleichterte ihren Kummer.*
>
> *Kurz vor seinem Tod äußerte Greg: Wenn ich eins mit Gott bin, haben die Visionen ein Ende, und ich bin tot. So geschah es. Friedlich.*[57]

Für die begleitende Familie wurde die Trauer gemildert durch das Wissen, dass Greg bereit war und seinen Tod annehmen konnte.

Der plötzliche Tod eines Kindes

Wenn Eltern die Nachricht vom plötzlichen Tod ihres Kindes erhalten, ob durch einen Unfall, Suizid oder ein Gewaltverbrechen, verändert sich das ganze Leben von einer Sekunde zur anderen. Nichts ist mehr, wie es einmal war. Ein kaum zu beschreibendes Gefühlschaos entsteht und lässt viele fassungslos zurück. Schock, Nicht-wahrhaben-Wollen und ein kaum zu bewältigender Schmerz sind die unmittelbaren Reaktionen. Simone erzählte mir:

> *Mein dreizehnjähriger Sohn Ivan wurde von einem Auto überfahren und starb noch an der Unfallstelle. Der Fahrer ließ ihn einfach liegen und beging Fahrerflucht. Die Polizei überbrachte mir die Todesnachricht. Meine Welt, mein ganzes Sein, meine Seele, zersprang wie durch eine Explosion, als löse ich mich innerlich auf. Ein einziger Gedanke tauchte auf: Ich will zu Ivan, ich muss mich verabschieden. Ich ließ mich von der Polizei ins gerichtsmedizinische Institut fahren. Dort lag er aufgebahrt und war von einem Leinentuch bedeckt, das seinen zerschmetterten Körper verbarg. Der Kopf war unverletzt, und ich streichelte sein Gesicht. Er war tot, doch ich spürte die Präsenz seiner Seele.*

Für Angehörige ist das Abschiednehmen wichtig und notwendig, um die Realität des Todes zu begreifen. Das gilt in besonderem Maße bei einem plötzlichen Tod.

Durch die Konfrontation mit dem Leichnam wird den Eltern bewusst, dass ihr Kind nicht mehr da ist und der Körper nur noch eine leere Hülle. Die Gewissheit des Todes ist für den Trauerprozess hilfreich und heilsam.

In diese Prozesse sollten auch die Geschwister mit einbezogen werden, sei es beim Abschiednehmen oder bei der Beerdigung. Als Erwachsene sollten wir sensibel und mitfühlend auf die Fragen und Nöte der Kinder eingehen. Sie spüren unsere Unsicherheiten. Der Tod eines Familienmitgliedes kann weder verschwiegen noch mit ausweichenden Antworten bedacht werden, da ein Kind sonst die grundlegenden Zusammenhänge von Leben und Tod nicht verstehen kann. Durch Ausgrenzungen entwickeln Kinder traumatische Vorstellungen vom Tod, sie bekommen Schuldgefühle oder kapseln sich ein.

Vorahnungen

Es ist überaus verblüffend, dass Kinder, die durch einen Unfall oder gewaltsamen Tod ums Leben gekommen sind, eine innere Vorahnung von ihrem Tod hatten. Ein vierzehnjähriger Junge erklärte seiner entsetzten Mutter, sein Leben sei bald vorbei und er wolle deshalb nicht mehr in die Schule gehen. Stattdessen wolle er zu leben beginnen. Der Junge räumte sein Zimmer auf, was er lange nicht getan hatte, und hinterließ ein Gedicht für seine Mutter, das mit den Sätzen endete: »Wie kann ich dich verlassen und doch wissen, dass du mich noch spürst?« Kurz darauf verließ er das Haus und wurde von einem Auto überfahren.

In einem anderen Fall zog sich Camilla, zwölf Jahre alt, in ihr Zimmer zurück und hörte immer wieder ein bestimmtes Lied. Ihre Mutter war sehr verwundert und bat sie, die Musik leiser zu stellen. Camilla entgegnete ihr: »Ich will, das dieses Lied auf meiner Beerdigung gespielt wird.« Drei Tage später kam das Mädchen bei einem Unfall ums Leben.

Schon Elisabeth Kübler-Ross stellte fest, dass manche Kinder sich ihres bevorstehenden Todes bewusst waren. Wenn in Gruppen für verwaiste Eltern über diese Ahnungen offen gesprochen wird, gewinnen die Teilnehmer Trost aus dem Wissen, dass auch andere Ähnliches erlebt haben. Durch Zeichnungen und Gedichte, die hinterlassen wurden, oder durch unbewusste Äußerungen eines Kindes wird den Familien klar, dass ihre Kinder symbolische, verborgene Botschaften hinterlassen haben, die häufig erst nach dem Tod entschlüsselt werden können.

Das gemeinsam ausgetauschte Wissen führt zu einem vertieften Verständnis, und viele erlangen neuen Lebensmut. Sie erkennen spirituelle Gesamtzusammenhänge ihres Lebens: Kein Tod ist zufällig, denn die Seele des Menschen weiß, wann die Zeit zum Sterben gekommen ist. Sie teilt dieses Wissen symbolisch und intuitiv mit. Nicht nur die Betroffenen selbst, auch Angehörige berichten von Vorahnungen. Ein Vater erzählte mir:

Drei Monate träumte ich immer wieder, dass meine fünfjährige Tochter Susanna durch einen Autounfall ums Leben kommt. Mir wurden die Umstände des Unfalls gezeigt wie auch der Ort auf dem Friedhof, wo sie begraben wird. Ich war total verstört wegen dieser Träume. Da in den folgenden Wochen aber nichts geschah, gerieten die Träume immer mehr in Vergessenheit. Am Morgen vor dem Unfall verabschiedete Susanna sich von mir und meiner Frau auf ungewöhnliche Weise, bevor sie in den Kindergarten ging. Sie nahm uns beide gleichzeitig in die Arme, küsste uns und sagte: »Danke, dass ihr meine Eltern seid, doch ich muss mich von euch verabschieden.« Wir waren völlig perplex. Das Kind öffnete die Tür und ging zum Zebrastreifen, den es täglich überquerte. Dann hörten wir einen lauten Knall. Susanna war von einem Raser zerschmettert worden. Genau das hatte ich im Traum gesehen. Ihr Grab befindet sich an der Stelle, die mir im Traum gezeigt wurde. Ich habe das Gefühl, dass ich durch meine Vorahnungen auf das Geschehen vorbereitet wurde.

Die Seele entscheidet sich, geboren zu werden, um eine ganz bestimmte Aufgabe zu erfüllen und neue Erfahrungen zu sammeln. Deshalb hat alles, was in unserem Leben geschieht, einen tieferen Sinn, der seelisch-geistiger Natur ist und den wir über den Verstand nicht erfassen können. Wenn die Lebensaufgabe erfüllt wurde, die uns nicht einmal bewusst sein muss, entscheidet sich die Seele, in ihre geistige Heimat zurückzukehren. Nicht die irdische Persönlichkeit weiß von einem bevorstehenden Tod, sondern die Seele, die sozusagen die Vorahnungen inspiriert.

Ein Kind, das nur drei Monate gelebt hat, kann ebenso seine Aufgabe erfüllt haben wie jemand, der hundert Jahre alt wird. Das widerspricht natürlich unserer Alltagslogik, doch ein früher Säuglingstod hinterlässt in den meisten Fällen seelisch-geistiges Wachstum in der Familie.

Bei vielen Kindern und Jugendlichen stellen sich Persönlichkeitsveränderungen Monate oder Wochen vor ihrem Tod ein. Dazu ein Beispiel:

Einige Monate vor dem Tod meines vierzehnjährigen Sohnes Karl veränderte sich dieser in seiner Persönlichkeit. Er sah mich häufig mit unglaublich traurigen Augen an, verbrachte die meiste Zeit zu Hause und sah täglich den Film Stadt der Engel. *Zwei Monate vor dem Unfall stürzte er mit dem Fahrrad. Ich fragte immer wieder, wann wir ein neues Rad kaufen wollen. Er sagte, dass er keins mehr brauche. Als ich vor dem Urlaub neue Joggingschuhe für ihn kaufen wollte, sagte er wieder, dass er keine brauche. Zwei Stunden vor seinem Tod wurde er plötzlich sehr traurig. Es sah so aus, als würde er jeden Moment anfangen zu weinen. Ich fragte, ob ich etwas für ihn tun könne. Er sprach kein Wort, schüttelte auf alle Fragen nur leicht den Kopf. Dann legte er sich hin und schlief eine Stunde. Danach – wir waren mit unserem Segelboot in Kroatien unterwegs – stellte sich Karl ans Steuer, als uns ein großes Motorboot mit voller Geschwindigkeit überfuhr. Karl starb. Alle anderen blieben unverletzt.*[58]

Oft haben Familien kurz vor dem Geschehen den Eindruck, als stünde bei ihrem Kind eine wichtige Lebensveränderung bevor.

Der siebzehnjährige Achim starb durch einen schweren Verkehrsunfall. Drei Wochen vor dem Unglück dachte seine Mutter fast zwanghaft: Was ist, wenn Achim nicht mehr ist? Am Tag seines Todes räumte Achim besonders gründlich sein Zimmer auf und bezog sogar sein Bett neu. Etwas, was er noch nie zuvor getan hatte. Als er sich von seiner Mutter verabschiedete, nahm er sie in die Arme, und mit einem Blick, der ihre Seele berührte, sagte er: »Ich danke dir für alles, was du für mich getan hast.« Seine Oma erinnert sich, dass er drei Wochen vor seinem Tod in einem Gespräch über den toten Großvater äußerte: »Wenn ich jetzt sterbe, ist es gut.«[59]

Die subtilen Ahnungen lassen sich erst im Nachhinein als ein unbewusstes Wissen von dem bevorstehenden Tod erkennen. Ein tiefer Austausch von Gefühlen und Gedanken oder eine Nähe, die vorher nie in dieser Weise zum Ausdruck gebracht wurde, sind dafür typisch. Kurz vor dem Tod werden die Betroffenen ruhig und friedlich und sind in einer euphorischen Stimmung. Die innere, unbewusste Ablösung hat in gewisser Weise eine Ähnlichkeit mit dem Aufarbeiten unerledigter Dinge im Sterbeprozess.

Das Muster der unbewussten Ablösung ist von Forschern schon ab einem Alter von vier Jahren belegt worden, auch bei Kindern, die später ermordet worden sind. Eine Mutter, deren Tochter von ihrem Ex-Freund erschossen wurde, berichtete mir von einem seltsamen, euphorischen Verhalten ihrer Tochter einen Abend vor dem Mord:

Wir waren uns an diesem Abend so nah wie noch nie und lachten sehr viel. Und doch war so etwas wie Abschied in der Luft. Wir hatten beide eine dumpfe Vorahnung von Tod. Ich hatte diese Empfindung ganz stark. Wir waren sehr euphorisch, so als ob ein neuer Lebensabschnitt beginnen würde. In der gleichen Nacht wurde sie von ihrem Freund in unserem Haus erschossen.[60]

Die Merkmale der unbewussten Ablösung

1. Die Betroffenen verändern ihr bisheriges Verhalten, etwa drei Monate bis drei Wochen vor dem Tod.
2. Zur Verhaltensveränderung gehört es, Unerledigtes zu klären. Manchmal werden auch völlig neue Lebensziele formuliert.
3. Viele haben das Bedürfnis, jeden noch einmal zu sehen, der einem im Leben etwas bedeutet hat.
4. Je näher der Zeitpunkt des Todes rückt, umso intensiver werden persönliche Angelegenheiten bereinigt. Testamente werden verfasst, die Finanzen geordnet oder es erfolgen Instruktionen, wie unvollendete Projekte fortgeführt werden sollen.
5. Ein tiefer Austausch von Gedanken und Gefühlen findet statt. Alles, was im Leben wichtig war, rückt für den Betreffenden in den Mittelpunkt. Die Person wirkt nach außen verändert und ist liebevoller und herzlicher. Man hat das Gefühl eines Wendepunktes.
6. Betroffene stellen die Frage nach dem Sinn des Lebens und beschäftigen sich mit Sterben und Tod. Manche verfassen Gedanken und Gedichte, andere entwickeln tiefgründige und philosophische Texte.
7. Kurz vor dem Tod sind die Betroffenen ruhig und friedlich, oft sogar in einem euphorischen Zustand von Freude und Glück.

Die Veränderungen sind stärker oder weniger stark ausgeprägt. Das beschriebene Muster hat keine feste Abfolge. Manche sprechen vom exakten Zeitpunkt ihres Todes, andere verbergen ihre Vorahnungen. Warum manche deutliche Vorahnungen haben und andere nicht, hat meines Erachtens damit zu tun, inwieweit der Mensch eine Sensibilität für seine innere Stimme hat oder nicht. P.M. Atwater berichtet von zwei Freundinnen, die kurz vor ihrem Schulabschluss stehen:

> *Eines der Mädchen hatte ein Jahr zuvor seinen Eltern erzählt, dass es am Tag vor dem Schulabschluss bei einem schrecklichen Unfall sterben würde. Diese Aussage beunruhigte die Eltern ziemlich. Das Mädchen hatte weder geträumt noch eine Vision gehabt, sondern wusste es einfach. An jenem schicksalhaften Tag saßen sie und ihre beste Freundin vor einer Kreuzung im Auto und warteten darauf, dass die Ampel auf Grün schaltete. Plötzlich verlor ein anderer Autofahrer die Kontrolle und krachte frontal in ihr Fahrzeug, wobei beide Mädchen ums Leben kamen. Die Polizei entdeckte später eine Notiz der verstorbenen Tochter, der zufolge sie gewusst hatte, dass ihre beste Freundin beim gleichen Unfall wie sie sterben würde. Die Ermittler stellten auch fest, dass die Freundin sich vor dem Unfall so verhalten hatte, als wüsste sie von ihrem bevorstehenden Tod. Ein Jahr danach hatten beide Mütter in derselben Nacht einen Traum, in denen ihnen die jeweilige Tochter erschien und erklärte, warum der Unfall passiert war. Sie hatten schon vor ihrer Geburt vereinbart, gemeinsam einen solchen schrecklichen Tod durchzumachen, damit die eine der anderen bei der Bewältigung eines gewaltsamen Todes helfen konnte. Eine Seele hilft der anderen.*[61]

Eine Elfjährige, die ermordet wurde, fragte ihren Vater kurz vor dem Ereignis, ob er an Wiedergeburt glaube. Sie hatte das Gefühl, dass sie schon einmal dreiundachtzig Jahre alt geworden sei. Dann blickte sie ihm tief in die Augen und sagte, sie würde sterben. Sie habe Jesus in der Nacht zuvor in einer Vision gesehen, und er werde sie abholen. Am nächsten Tag wurde sie auf dem Schulweg ermordet.

Rational lassen sich derartige Vorahnungen nicht einordnen. Sie sind einfach da und werden kommuniziert, und das auf der ganzen Welt. Wir neigen dazu, derartige Phänomene abzutun oder sie zu ignorieren. Eine Frau erzählte mir am Telefon, dass ihr sechsjähriger Sohn ihr zwei Tage vor seinem Tod mitteilte, er werde einen Autounfall haben. Die Mutter war entsetzt, doch sie konnte sich ein derartiges Geschehen nicht vorstellen und schon gar nicht, dass ihr Sohn eine echte Vorahnung habe. Sie hielt es für Fantasie und schenkte dieser Bemerkung keine Beachtung. Zwei Tage später wurde der Junge überfahren. In ihrer Verzweiflung suchte die Frau ein Medium auf. Ihr Sohn übermittelte ihr in aller Deutlichkeit, er habe ihr doch gesagt, dass er sterben werde.

Zahlreiche Mütter und Väter hatten ein Vorauswissen vom Tod ihres Kindes. Eine Frau drückte das so aus, dass sie schon längere Zeit einen frühen Tod ihrer Tochter erahnt habe. All diese Dinge werden aber erst im Nachhinein wirklich bewusst.

Wie jeder Sterbende ab einem bestimmten Zeitpunkt innerlich weiß, dass sein Tod bevorsteht, so konnte auch beim plötzlichen Tod nachgewiesen werden, dass die Betroffenen unbewusst geahnt haben, dass sich ihr Leben dem Ende zuneigt. In dem sehr konkreten Bericht von Romy spiegeln sich die Ablösungsmerkmale wie auch die damit einhergehenden Persönlichkeitsveränderungen wider. In diesem Sinne künden auch die Vorahnungen der Kinder vom intuitiven Wissen um ihren bevorstehenden Tod. Die gewaltige Transformation zeigt sich auch in dem erstaunlichen und spirituellen Reifungsprozess der Kinder.

Viele Eltern berichten, vor dem Tod ihres Kindes Vorahnungen gehabt zu haben. Sie erinnern sich an ein fortwährendes Unbehagen oder an eine längere Zeit mit nagenden Sorgen. Sie spüren irgendwie, dass ihrem Kind etwas zustoßen wird. Andere sehen das Leben ihres Kindes als Kurzstreckenlauf. Sie fühlen intuitiv, dass ihr Kind nicht allzu lange leben wird. Das sind Ahnungen auf einer unbewussten Ebene, die von der Seele des Kindes übermittelt werden.

Zwei Berichte

Zum Schluss dieses Kapitels noch zwei authentische Berichte von Eltern, die ihre Kinder im Sterben begleitet haben.

Jonis Weg ins Licht

Unsere knapp achttägige begleitende Reise begann am 12. Januar 2018 gegen 13 Uhr. Ab diesem Zeitpunkt wurde uns bewusst, dass der Krebs bei unserem Joni nicht mehr aufzuhalten war und wir nun auf den einen Moment warteten.

Aus der damaligen Sicht war das der blanke Horror

für uns als Eltern. Aus meiner jetzigen Sicht war es ein Vorgang, der so sein sollte, um unserem Sohn und uns die nächsten Schritte des Lebens zu ermöglichen.

Was war passiert?

Eine kurze Beschreibung von uns. Wir sind die Gabriels, bestehend aus Mama Andrea, Papa Andreas und den zwei Jungs Alexander (Alex) und Jonas (Joni). Alex ist mittlerweile vierzehn Jahre alt, und Joni wurde am 10. Januar 2018 gerade neun Jahre jung. Er wäre heute elf.

Wir waren und sind eine »normale« Familie, die die Erfahrung machte, was es bedeutet, den kleinen Bruder, unseren »kleinen Stinker«, im körperlichen Sterbeprozess zu begleiten.

Hört sich seltsam an, aber so war es. Wir mussten mit ansehen und fühlen, wie unser Joni seine letzten »Schritte« hier bei uns erlebte. Wie er sich von unserem kleinen Wirbelwind und Sohn zu einem »wissenden« Sterbenden entwickelte.

Aber von vorne: Am Freitag, dem 12. Januar 2018 gegen 13 Uhr, kamen wir in der Cnopfschen Kinderklinik, Station Regenbogen an und wussten bereits, dass es der letzte, logische Schritt in dieser Krankengeschichte sein würde.

Unser Joni war schmerzgeplagt, die alternative Therapie zeigte keine Wirkung. Nachdem er von Dr. S. ein starkes Schmerzmittel erhalten hatte, konnte er das erste Mal seit Tagen wieder völlig entkrampft reden und einfach Joni sein.

Eine große Erleichterung für uns alle!

Uns wurde ein Zimmer zugewiesen, das wir mit Joni bezogen. Zimmer 68, ganz hinten links zur Dachterrasse. Nur für uns, damit wir uns in Ruhe auf unsere Aufgabe konzentrieren konnten. Ein Ultraschall wurde durchgeführt, bei dem sich herausstellte, dass der Krebs überall gestreut hatte und die Zeit unseres kleinen starken Kämpfers hier bei uns ablief. Obwohl man es ahnt, zieht es einem erneut den Boden unter den Füßen weg, wenn das so klar wird.

Danach kam das Arztgespräch, um die weitere Vorgehensweise zu besprechen. Für uns als Eltern war in dieser Situation nur eines wichtig: Unser Joni sollte keine Schmerzen mehr haben. Er sollte würde- und respektvoll gehen dürfen. Dies wurde uns zugesichert und auch eingehalten. Ich muss dazu anmerken, dass wir mit Dr. S. und dem gesamten Schwestern- und Betreuungsteam ein tolles Team an unserer Seite hatten. Sie betreuten uns liebevoll, was dadurch erleichtert wurde, dass wir bereits vor der alternativen Therapie auf Station Regenbogen in Behandlung waren.

Dr. S. meinte, nun würde es nicht mehr lange dauern und wir müssten uns und Joni vorbereiten. Aber wie bereite ich mein Kind auf das Sterben vor? Ich selbst bin ja auf diesen Moment nicht wirklich vorbereitet. Immer war es irgendwie weitergegangen. Nun aber ging es aus medizinischer Sicht eben nicht mehr.

Andrea und ich gingen zu Joni in dem Wissen, ihm mitteilen zu müssen, dass der Krebs zu stark ist und er sterben wird. Dies ist einer der Momente im Leben, in denen man sich als Eltern völlig hilflos und nackt fühlt. Die Angst und der wahnsinnige Schmerz in deinem Herzen schnüren dir die Luft ab.

Dieser Moment hat sich für immer in unser Herz gebrannt. Du machst die Zimmertür auf, dein Kind schaut dich an mit einem liebevollen und im Augenblick schmerzfreien Blick. Und du musst ihm diese schreckliche Wahrheit mitteilen.

Wir drei, Mama, Papa und Joni, saßen auf seinem Bett und begannen das Gespräch.

»Joni, du weißt, dass der Krebs wieder ganz arg zurück ist?«

»Ja, das weiß ich, Papa. Aber vielleicht kann der Doktor S. mir wieder so 'ne Chemo geben?«

»Das hilft leider nichts mehr, Joni.«

»Dann gehen wir halt wieder zu dem anderen Doktor.«

»Die Mittel von dem Arzt helfen leider auch nix mehr, Joni!«

Ein kurzer Moment der Stille, um das Gesagte zu verarbeiten. Dann die schreckgeweiteten Augen unseres Sohnes, die sich für immer in unser Herz gebrannt haben.

»Aber Papa, wenn das alles nix mehr hilft, dann muss ich ja sterben! Ich will nicht sterben, Papa, hilf mir!!!«

Ein unfassbarer, unwirklicher und doch so extrem ehrlicher Augenblick. Du kannst diesem Moment nicht entkommen, er ist da und du musst dich ihm stellen.

»Joni, du weißt, dass Papa und Mama dir immer helfen werden, aber den Krebs bekommen wir nicht weg. Wir sind bei dir, du bist nicht allein. Wir haben dich über alles lieb.«

»Aber dann bin ich ja ganz allein im Himmel!«

Uns zerriss es fast das Herz, als ich antwortete: »Du bist nicht allein, Joni, Opa Fritz wartet auf dich und Lothar. Und viele, viele andere, die dich ganz arg lieb haben werden und auf dich aufpassen. Außerdem bist du eh nicht lang allein. Wir sind gleich hinter dir. Denn im Himmel gibt es ja keine Zeit. Du gehst hoch, klopfst höflich an und sagst Hallo. Dann zwinkerst du einmal mit den Augen, drehst dich um, und schon sind wir alle wieder bei dir.«

Das war der 12. Januar 2018, der Beginn unserer Reise, auf der sich die Rollen in unserem Familiengefüge verändern sollten.

Ab diesem Gespräch wurde Joni ruhig. Wir lagen uns in den Armen und weinten. Als aber das Thema »Sterben« heraus war, es ehrlich beredet wurde, da hatte ich den Eindruck, dass es nun gut war für unseren Stinker.

Ich muss dazu ergänzen, dass wir bereits ein paar Wochen zuvor das Thema »Himmel« besprochen hatten. Dies passierte aus dem sprichwörtlichen »heiteren Himmel«. Ich biss gerade in mein Marmeladenbrötchen, als Joni aus seinem Krankenbett heraus mich ansprach: »Du, Papa?«

»Hmmm, was ist?«

»Wie ist es eigentlich im Himmel?«

Mir verschlug es im ersten Augenblick die Sprache. Wer rechnet denn schon damit, dass ein Achtjähriger beim Frühstück solche Fragen stellt.

»Lass mich kurz überlegen, Joni, also ich selber war ja noch nicht dort oben, aber ich kann mir vorstellen, dass es dort hell ist und du alles tun und lassen kannst, was du möchtest.«

Mein Sohn sah mich an, überlegte und antwortete dann: »Ich glaub auch, dass es eine schöne helle Stadt ist, wo ich alles machen kann, was ich will!« Typisch Joni. Damit war das Thema Himmel abgehakt.

Wir vermissen ihn, jede Minute, jeden Tag, das ganze verdammte Jahr!

Joni war unser Wirbelwind, unser Energiebündel. Er war nicht der immer brave, immer liebenswerte Bub. Er war phasenweise einfach ein Rotzlöffel! Aber eben unser geliebter Rotzlöffel. Es ist still geworden bei uns. Aber ich schweife ab.

Wir richteten uns ein in »unserem« Zimmer, und Joni blühte auf! Er hatte ohne die Schmerzen wieder Appetit und futterte. Aber er veränderte sich auch, wurde ruhiger, nachdenklicher. Eine Situation ist mir noch sehr gut in Erinnerung geblieben. Als er mittags aufgrund der Schmerzmittel wieder sehr müde war und die Atmung ganz langsam ging, da fragte ich ihn, ob er denn sehr müde sei. Also so richtig, für immer müde sei.

Daraufhin meinte er so schlaftrunken:

»Ach, Papa, wenn ich sterben möchte, dann sag ich euch vorher schon Bescheid.« So war er.

Eine andere Situation, in der man seinen geistigen Wandel erkennen konnte: Meine Frau und ich saßen neben ihm, dachten, er schliefe, und uns liefen still die Tränen über das Gesicht. Plötzlich sagte er ganz leise zu uns: »Ich möchte nicht, dass ihr weint.« Ich antwortete ihm: »Aber Joni, dir geht es halt nicht so gut, und deshalb sind wir traurig.« Er antwortete ruhig: »Bleibt einfach locker!« Was soll ich sagen? Uns blieb einfach die Sprache weg. Er liegt völlig verkrebst in seinem Bett und knallt uns so einen Satz um die Ohren – Wahnsinn!

Vom ersten Tag an hatte Joni eine Schmerzpumpe, die regelmäßig Schmerzmittel abgab. Zusätzlich konnte alle zehn Minuten manuell ein Zusatzschub gegeben werden.

Im Laufe der Woche merkte man, dass sein Körper immer mehr abbaute. Er konnte keinen Stuhl mehr abgeben, und auch das Wasserlassen fiel ihm immer schwerer.

Dies erschwerte ihm die Bewegung, selbst das Sitzen ging nicht mehr richtig. Jede Bewegung schmerzte. Für uns alle, die an seiner Seite waren, war es ein unglaublich schmerzhafter Anblick, ihn dort so liegen und leiden zu sehen.

Ich kann und möchte nicht alles detailliert in Worte fassen, es ist einfach zu schwer. Sein Körper löste sich vor unseren Augen einfach auf. Joni verging!

Es war Freitag, der 19. Januar gegen Mittag, als Joni mit einem Mal begann, sich zu verabschieden. Er hatte keine Kraft mehr, dennoch nahm er sein Tablet in die Hände, schaltete es kurz ein, fuhr mit seinen Fingern kurz über das Display und machte es wieder aus. Dann gab er es Andrea zurück. Genauso verfuhr er mit dem Fernseher. Er schaltete ihn kurz ein, dann zwei Minuten später wieder aus und drückte seiner Mutter wortlos die Fernbedienung in die Hand. Und so machte er es auch mit seinen Spielsachen im Krankenzimmer, die ihn über die Monate hinweg begleitet hatten. Er nahm alles kurz in die Hand, spielte einen kleinen Moment damit und legte es auf die Seite.

Nachdem er sich von all seinen ihm in der Therapie wichtigen Gegenständen verabschiedet hatte, legte er sich erschöpft zurück und schloss die Augen.

Als ich zu meiner Frau in Zimmerlautstärke etwas sagte, da sprach er uns mit leiser Stimme an: »Ihr sollt jetzt nicht mehr reden, seid bitte leise.«

Diese Situation hat sich, wie viele andere während der Therapie und der Begleitung in den letzten acht Tagen, tief eingebrannt.

Du siehst dein Kind, wie es sich vom Leben, so wie wir es kennen, immer mehr löst und still verabschiedet. Eine unwirkliche, aber dennoch extrem reale Situation, die du als Eltern nur schwer einordnen kannst.

Ab diesem Moment kehrte eine intensive, ganz besondere Stille bei uns im Zimmer ein.

Bis zum Abend wurde seine Atmung ruhiger und langsamer. Wir wussten, dass der Zeitpunkt immer näher rückte. Die Nacht war intensiv an Gefühlen, wir warteten auf das Unausweichliche, streichelten ihn und nahmen ihn in den Arm.

Gegen zwanzig Uhr beschlossen meine Frau und ich im Gespräch mit den Ärzten, Joni (der aufgrund seiner hochdosierten Schmerzmittel ohnehin nur noch schlief) in Narkose zu legen, um ihm den Übergang zu erleichtern. Der Arzt meinte, dass er aus der Narkose nicht mehr aufwachen würde, da sie sehr hoch dosiert sei.

Am 20. Januar gegen sechs Uhr schliefen wir auf Elternbetten bei Joni, als er uns beide weckte. Er saß aufrecht im Bett, die Augen weit geöffnet, trotz eigentlich tiefer Narkose. Mit klaren Worten, staunend, sprach er uns an: »Mama? Papa? Wo bin ich? Mir ist so heiß, mir ist so warm, ich schaff das hier jetzt nicht mehr!«

Dann legte er sich zurück. Die hinzugerufene Schwester maß seine Temperatur. Normal. Wir deckten ihn wieder zu, und er wurde ruhig. Wir streichelten und küssten ihn und versicherten ihm, dass wir an seiner Seite seien.

Uns liefen die Tränen herunter, da wir beide wussten, er hatte sich von uns ein letztes Mal verabschieden wollen, so wie er es mir damals zu Mittag gesagt hatte.

Es war ein tief bewegender Moment, der uns veränderte. Im Nachhinein stellten wir uns die Frage, was da passiert war. Wie konnte er das schaffen? Unsere Vermutung ist, dass Joni sich bereits in einer Art Zwischenwelt befand, sich aber noch verabschieden wollte. Wenn ich es nicht selbst erlebt hätte, ich würde nur schwer daran glauben. Aber so? Es gibt zwischen Himmel und Erde Dinge, die wir (noch) nicht erklären können.

Am 20. Januar kurz nach neun Uhr schlief Joni in unseren Armen ein. Der Brustkorb hob und senkte sich ein letztes

Mal, dann lag er still. In diesem Moment, als seine kleine tapfere Seele den Körper verließ, berührte er mein Herz. Es war ein vollkommenes Gefühl. Ich bezeichne es immer als ein »reines weißes Gefühl«. Es war so extrem stark, einfach nicht in Worte zu fassen. Ich hatte in diesem Moment einen Satz im Kopf. »Es ist vollbracht und es war gut.«

Joni hatte es geschafft. Sein Weg ins Licht begann in dem Moment, als er mein Herz ein letztes Mal berührte.

Heute, nach mehr als zwei Jahren, können wir sagen, dass wir uns liebevoll und harmonisch verabschieden durften. Joni hatte sich und uns verändert. Er gab uns einen Teil seiner Liebe und Energie mit auf den Weg, den wir weiter gehen bis zu dem Moment, wo wir uns alle wiedersehen werden. Kinder spüren es, wenn ihre Eltern bereit sind.

Er hat uns einen wichtigen Auftrag hinterlassen, unsere Mission: da sein füreinander und Menschen beistehen, denen es nicht so gut geht. Wir sollten unseren Kindern mehr zuhören. Denn sie sind die wahren Lehrer des Lebens. Das Leben aus dem Blickwinkel eines Kindes zu betrachten, würde uns vieles erleichtern.

Keanah

2016 war das Jahr, das mein Leben veränderte. Meine Tochter Keanah klagte über Schmerzen in den Beinen und im Rücken. Ich dachte, es seien Wachstumsschmerzen, mit sieben Jahren wäre das ja nichts Ungewöhnliches. Doch die Schmerzen hörten nicht auf. Keanah war auch müde und schlapp, was eigentlich gar nicht zu ihr passte. Sie liebte die Bewegung, das Tanzen, das Singen – und jetzt wollte sie immer nur schlafen.

Wir gingen zum Arzt, er nahm ihr Blut ab, und als das Ergebnis da war, sagte er: »Das wird schon wieder, wir brauchen Geduld, es ist das Pfeiffersche Drüsenfieber. Keanah, du hast nichts Schlimmes, du wirst wieder gesund.« Den Satz höre ich heute noch …

Ihr Zustand verschlechterte sich, aber von ärztlicher Seite wurde einfach nicht reagiert. Drei Monate lang ging es so, dann brachte ich meine Wut in der Arztpraxis deutlich zum Ausdruck. Unser Glück war, dass Keanah daraufhin von einer anderen Ärztin untersucht wurde, die sehr feinfühlig war und richtig reagierte: »Nicht dass das Knochenmark da was abbekommen hat«, sagte sie. Wieder wurde meiner Tochter Blut abgenommen. Einen Tag später der Anruf: Sofort ins Krankenhaus. Verdacht auf Leukämie.

Ich dachte: Nein, niemals! Die Nacht im Krankenhaus war schrecklich. Am nächsten Tag kamen dann zwei Ärztinnen zu uns. Sie hatten einen Tumor gefunden, man müsse eine Knochenmarkpunktion machen. Die Blicke meiner Tochter werde ich nie vergessen. Sie hatte Angst, genau wie ich, schreckliche Angst. Mein Kind hatte Krebs. Ich fühlte mich wie in einem bösen Traum, wollte es nicht wahrhaben. Es dauerte eine Weile, bis ich es realisierte.

Dann musste ich ihren Brüdern davon erzählen, den Großeltern. Für uns alle brach eine Welt zusammen, uns zog es wirklich den Boden unter den Füßen weg.

Keanah hatte viele Fragen. Mama, habe ich Krebs? Mama, muss ich sterben? Was ist, wenn ich sterbe? Verliere ich meine Haare? Lauter Fragen, auf die eine Mutter nicht vorbereitet ist. Sie wollte Antworten, fragte immer wieder: »Was ist, wenn ich sterbe?« Und ich antwortete ihr: »Keanah, wir werden alles tun, damit das nicht passiert.« – »Aber wenn doch?« Ich konnte ihr nur sagen: »Dann wirst du ein Engel, der immer auf uns aufpasst.«

Die Therapie begann, obwohl ich nicht viel von Chemotherapie halte, aber uns blieb ja nichts anderes übrig. Ich suchte im Internet nach Alternativen, tauschte mich mit anderen Eltern aus, war positiv gestimmt: Wir schaffen das. Ich war überzeugt, sie wird wieder gesund, etwas anderes kam für mich gar nicht infrage. Ich hatte nie einen negativen Gedanken.

Auch Keanah war immer tapfer und voller positiver Energie. Die Chemo schlug nicht richtig an, aber sie marschierte hindurch, als hätte man ihr Hustensaft gegeben. Keine Übelkeit, kein Fieber, nichts. Alle Ärzte sagten, sie sei ein ganz außergewöhnliches Kind. Ja, das war sie. Ich hatte immer den Eindruck, dass sie eigentlich nicht für diese Welt gemacht war.

Um es abzukürzen: Wir brachen die Chemo ab, als sich herausstellte, dass Keanah immun dagegen war. Daraufhin haben wir zu alternativen Methoden gegriffen; für mich war das die beste Entscheidung. Das ganze Jahr 2017 ging es ihr dann auch sehr gut. Niemand hätte sich vorstellen können, dass sie Krebs hatte, sogar Knochenmetastasen, was ich immer infrage stellte. Für mich war klar, sie wird gesund.

Im Januar 2018 ging es wieder los, diesmal mit Magen-Darm-Symptomen. Irgendwann brach sie zusammen: »Mama, ich will ein Engel sein. Im Himmel ist es viel schöner als bei uns. Wenn ich ein Engel bin, kann ich immer zu Kimmy fliegen (ihrer besten Freundin, die nach Amerika gezogen war). Mama, im Himmel gibt es keinen Streit, keinen Krieg, da ist es schön.«

Ich konnte sie so gut verstehen und sagte ihr das auch. »Egal, wo du bist, wir haben dich immer lieb. Patrick und Daniel (die Brüder) wären sehr traurig, wir alle sind es. Aber ich kann dich verstehen.« Dann nahm ich sie fest in die Arme.

Ich habe sie immer da abgeholt, wo sie stand. Direkt über das Sterben haben wir nicht gesprochen, ich glaube, das wollte sie nicht. Sie wollte für uns stark sein, aber sie baute gesundheitlich immer weiter ab, wurde schwächer, konnte irgendwann nicht mehr sehen. Tatsächlich wurde sie von einer Minute zur anderen blind. Ich hätte ihr das so gern erspart, sogar abgenommen. Aber sie sagte: »Ach, Mama, dann bin ich eben blind, Hauptsache, wir sind zusammen. Das ist mir das Wichtigste. Ich kann euch riechen, fühlen und spüren, das ist okay für mich.«

Ich war in diesem Moment sprachlos. Was auch passierte, sie nahm es einfach an und jammerte nicht. Sie war schwach, konnte nicht mehr laufen, nichts mehr sehen, aber sie war glücklich und voll innerer Stärke. Sie war wirklich etwas Besonderes. Ich bin überzeugt, dass sie wusste, sie konnte nicht hier auf der Erde bleiben und ihre Zeit ging zu Ende, aber sie wollte uns damit nicht belasten.

In der Nacht zum 22. Juni 2018 schlief sie für immer ein. Intuitiv hatte sie mich aus dem Schlafzimmer geschickt. Ihr Papa sagte zu mir, geh und ruf Sanne an (eine Freundin). Es war nachts um Viertel nach drei, die Idee war absurd, aber es klang wie ein Befehl, der von Keanah kam. Als ich daraufhin das Zimmer verließ, nutzte sie die Gelegenheit, um zu gehen. Heute weiß ich, sie hätte nicht gehen können, wenn ich an ihrer Seite gewesen wäre. Sie wusste, dass ich sie nicht loslassen konnte.

Wie fühlt man sich, wenn das Kind vor einem geht? Es ist das Schlimmste, was passieren kann. Man stirbt zur Hälfte mit, man ist zu nichts mehr fähig, wie in einem Albtraum gefangen. 2018 war das schlimmste Jahr in meinem Leben. Alles brach zusammen. Meine Ehe ging auseinander, ich war auf einmal allein mit meinem Schmerz und meiner Trauer. Ich vegetierte nur noch dahin, wollte nicht mehr leben. Ärger mit dem Ex-Mann, Streit ums Haus. Es war alles zu viel für mich. Wie kann ein Mensch eine solche Last tragen? Mir war alles egal, am liebsten wäre ich auch gestorben und ihr gefolgt.

Nach einem Gespräch mit einer Freundin besuchte ich ein Seminar. Und dieses Seminar hat mir das Leben gerettet. Ich stand wieder auf, ging weiter, gewann wieder an Stärke und fand meinen Weg. Heute bin ich stärker als jemals zuvor. Ich finde immer etwas Positives. Alles im Leben hat einen Sinn.

Natürlich frage ich mich, welchen Sinn es hatte, dass Keanah vor mir gegangen ist. Aber ich weiß auch, ihre Zeit auf der Erde war zu Ende. Ihre Aufgabe war erfüllt. Sie hat mich auf den Weg gebracht. Sie unterstützt mich jeden einzelnen Tag, gibt mir immer noch mehr Kraft und Stärke. Alles ist gut so, wie es ist.

Das heißt nicht, dass ich sie nicht vermisse. Und wie ich sie vermisse, ihre Stimme, ihre Hände, den Körper, einfach alles. Ich hätte auf alles verzichten können, wenn sie nur noch hier bei mir wäre, aber ich habe es akzeptiert, dass sie vorausgegangen ist. Ich weiß, dass ich sie wiedersehen werde. Welchen Weg ich auch gehen würde, das Endergebnis ist immer das gleiche. Sie ist körperlich nicht mehr da.

Mein Blickwinkel hat sich verändert. Ich schaue mir die Dinge genauer an, verurteile, beurteile und bewerte nichts mehr, blicke hinter die Fassade. Ich bin dankbar, dass meine Ehe nicht mehr existiert. Ich sehe viele Dinge als Geschenk. Auch wenn es noch so schmerzhaft ist, am Ende ist es immer ein Geschenk.

Ich habe eine Selbsthilfegruppe für verwaiste Eltern gegründet, mache eine Ausbildung zur Hospizbegleiterin und weiß, es kommt noch mehr, dafür wird Keanah sorgen. Ich lebe im Vertrauen, bin mit der geistigen Welt verbunden, es kommen immer mehr Zeichen von oben. Sie ist immer bei mir, das spüre ich.

Unser Band der Liebe ist jetzt noch viel stärker. Ich gehe mit Liebe durch mein Leben – genau das hat Keanah mir beigebracht. Jeder Tag mit ihr war und ist ein Geschenk.

Kapitel 8

Vorgeburtliche Kommunikation

In zahlreichen Seminaren, die ich in den letzten Jahren gehalten habe, sprachen Frauen immer wieder davon, dass sie die Präsenz der Seele ihres ungeborenen Babys schon lange vor der Geburt gespürt haben. Mit der Seele eines Kindes bereits in der Schwangerschaft in Verbindung treten zu können, ist ein schönes und emotionales Erlebnis. Die Seele nimmt oft in den Träumen Kontakt zu den Eltern auf. Vorausdeutende Träume kommen besonders häufig in der vorgeburtlichen Kommunikation vor – kurz vor der Empfängnis oder der Geburt. In der Phase, wenn sich die Seele darauf vorbereitet, in einen neuen Körper zurückzukehren, sendet sie Nachrichten an eine neue Familie oder kündigt eine Wiedergeburt in der vorherigen Familie an. Es sollte nicht vergessen werden, dass die ungeborene Seele schon vor ihrer Inkarnation auf der Erde durch das Erstellen des Lebensplanes ihre Lebensthemen mitbringt und ihre eigenen Prüfungen zur ihrer Weiterentwicklung und Reifung ausgesucht hat.

Die Kommunikation mit einer ungeborenen Seele vollzieht sich ähnlich, wie wir das von den weit verbreiteten Nachtodkontakten kennen. Der Informationsaustausch im Traum ist stets telepathischer Natur. Ohne gesprochene Worte erfolgt die Gedankenübertragung von einer Seele zur anderen. Die ankommende Seele signalisiert ihre Absicht, in eine bestimmte Familie geboren zu werden. Der geistige Bewusstseinsraum der Verstorbenen wie auch der Seele, die sich auf ihre Inkarnation vorbereitet, ist derselbe wie in der geistigen Welt. So wie Verstorbene mit ihren lebenden Angehörigen in Kontakt treten, so vermag das auch eine ungeborene Seele. Die amerikanischen Forscherinnen Elisabeth Haller und Sarah Hinze haben unabhängig voneinander Hunderte Eltern befragt, die vorgeburtliche Gespräche mit ihren Kindern geführt haben.

Beide Frauen hatten selbst derartige Erfahrungen gemacht. Die Botschaften, die sie erhalten hatten, waren derart intensiv und real, dass sie sich entschlossen, nach anderen Betroffenen zu suchen. Sie haben visuelle, auditive und telepathische Botschaften dokumentiert. Es wurde die Schwangerschaft vorhergesagt, das Geschlecht des Kindes verraten und sogar Einblicke in die äußere Erscheinung und Persönlichkeit des Kindes vermittelt. Es ist nicht ungewöhnlich, wenn eine werdende Mutter schon vor der Empfängnis die Anwesenheit der Seele des Kindes spürt.[62] Dazu ein Beispiel:

> *Meine Kinder bezogen sich früher auf eine Zeit, bevor sie »herunterkamen«, was ich so interpretierte, dass damit die Zeit gemeint war, bevor sie eine menschliche Gestalt annahmen. Sie sprachen so, als seien sie an einem Ort über uns gewesen und hätten hinabblicken und sehen können, was »da unten« geschieht.*[63]

Eine ungeborene Seele kann auch in einer Vision im Wachzustand erscheinen, die das äußere Erscheinungsbild des später geborenen Kindes wiedergibt. Vor allem sind es Träume, die als Kommunikationsform gewählt werden.

Wie in den Nachtodkontakten sind die Kontaktversuche äußerst lebendig und real und unterscheiden sich darin von Alltagsträumen. Die Mutter hat das Gefühl, sich im gleichen Bewusstseinsraum mit dem zukünftigen Kind zu befinden und ihm zu begegnen. Das Kind kann als erwachsene Person oder als Baby erscheinen oder verkündet die Entscheidung, das Kind der Mutter zu sein: »Ich komme«, »Ich möchte bei dir sein« oder auch: »Darf ich dein Kind sein?«

Ungefähr zwei Jahre bevor ich mit meinem Sohn schwanger wurde, stand ich am aufregenden Beginn meiner Karriere als Psychotherapeutin. Meine Berufung genießend, beschloss ich, den Plan, Kinder zu haben, aufzugeben. Eines Nachts hatte ich einen sehr lebhaften Traum. Ein kleines Kind erschien mir und sagte: »Mama, wann wirst du bereit für mich sein?« Ich antwortete im Traum: »Wer bist du?« Er sagte: »Ich bin Timothy, dein Sohn.« Ich wachte erschrocken auf – erschrocken und auf Anhieb verändert. Verwandelt. Ich spürte ein wunderbares Gefühl von Frieden und Liebe. Danach erschien mir Timothy häufig im Traum, bis ich ein Jahr später mein erstes Kind erwartete. Die Schwangerschaft war nicht geplant, und ich hatte auch nicht mit ihr gerechnet. Natürlich nannte ich meinen Sohn Timothy. Timothy ist jetzt ein Kleinkind und sieht dem Kind, das sich mir in meinen Träumen vorgestellt hat, bemerkenswert ähnlich.[64]

In einigen Fällen wird die körperlose Seele als verstorbener Verwandter identifiziert, der seine Wiederkehr in die gleiche Familie ankündigt. Eine Frau erzählte mir während eines Seminars:

Mein Vater starb 2010 nach einer langen Krebserkrankung, ich war damals neunzehn Jahre alt und litt unter dem Verlust. Zwei Jahre später lernte ich meinen heutigen Mann kennen. 2015 wurde ich schwanger. Kurz vor der Geburt unseres Sohnes hatte ich sehr intensive Träume von meinem verstorbenen Vater. Er sah mich liebevoll an und sagte: »Ich komme zu dir zurück.« Ich empfand tiefen Frieden, Angenommensein und Liebe. Nachdem Johann geboren worden war, entwickelte er Charaktereigenschaften meines Vaters und erinnerte sich tatsächlich an viele Einzelheiten seines früheren Lebens. Das alles war sehr stimmig und echt, sodass ich heute davon überzeugt bin, dass Johann mein wiedergeborener Vater ist.

Auf das Thema der Wiedergeburt in derselben Familie gehe ich noch gesondert ein. Die Träume und Visionen durch die vorgeburtliche Kommunikation können Hinweise auf die Identität des Kindes vermitteln, auf seine Geschichte und seine emotionalen Bedürfnisse. Das hilft den Eltern, sich besser auf ihr noch nicht geborenes Kind einzustellen und sich auf seine Ankunft vorzubereiten. Es sei noch angemerkt, dass die Botschaften nicht immer direkt von der ankommenden Seele übermittelt werden, sondern auch von einem Engel oder Geistführer kommuniziert werden können. Eine Frau erzählte mir:

Kurz vor der Geburt meines Sohnes spürte ich eine sehr starke Präsenz, die mir eine Botschaft überbrachte. Ich dachte, dass es sich nur um einen Engel handeln könnte, den ich aber nicht sah. Die Botschaft, die mir vermittelt wurde, betraf meinen Sohn, von dem es hieß, er sei in seinem letzten Leben durch eine Explo-

sion im Krieg ums Leben gekommen. Er brauche viel Zuwendung, da er mit großen Ängsten geboren werden würde, nachdem er seinen vorherigen Tod nicht verarbeitet habe. Kurz darauf wurde Markus geboren. Als er drei Jahre alt war, hörte ich ihn in seinem Zimmer bitterlich weinen. Ich versuchte ihn zu trösten, doch er schluchzte und sagte, er habe alle seine Kameraden verloren und ihnen nicht helfen können. Offensichtlich erinnerte er sich an die Folgen der Explosion, die zu seinem Tod in seinem früheren Leben geführt hatte. Am nächsten Tag war Markus wieder ganz er selbst.

Die geistige Welt oder die ankommende Seele versuchen manchmal, auf seelische Verletzungen in einem anderen Leben hinzuweisen. Es braucht viel Liebe und Einfühlungsvermögen, damit derartige Traumata geheilt werden können. Bei der vorgeburtlichen Kommunikation ist das Vertrauen in die innere Führung überaus wichtig. Dadurch können wir uns der Kommunikation mit der ankommenden Seele öffnen. Es besteht heute die Möglichkeit, eine spirituelle Geburtsbegleitung in Anspruch zu nehmen, wobei in Form von Einzelbegleitung, Seelenreisen oder Seelenbildern die Möglichkeit besteht, mit dem ungeborenen Kind in Kontakt zu treten.

Wiedergeburt in der Familie

Jede Seele macht ihre eigenen Erfahrungen, Leben für Leben. Ereignisse aus unterschiedlichen Inkarnationen sind im Unterbewusstsein der Seele gespeichert. Stärken und Schwächen dienen dem einzigen Ziel, seelisch und geistig zu wachsen, um lieben zu lernen und zu verstehen, worum es in der menschlichen Entwicklung geht. Aus diesem Wissen formt und entwickelt sich unser individuelles Bewusstsein.

Da wir unsterbliche Seelen sind, hat jeder sein eigenes Seelenschicksal. Als Teil eines großen Ganzen absolvieren wir die Lebensreise nicht allein, da wir in Seelengruppen eingebunden sind. Wir entscheiden, wann und ob wir zurückkommen. Wir entscheiden auch darüber, ob wir mit denen zurückkehren, die wir schon immer geliebt haben: um uns gemeinsam weiterzuentwickeln, um an den Umständen des Lebens zu wachsen. Rollen oder äußere Situationen mögen sich von Leben zu Leben verändern, doch es sind die Bande der Liebe, die uns untrennbar von allem anderen Sein innewohnen. Wir sind hier, um durch viele Erfahrungen unterschiedliche Aspekte des Seelenbewusstseins zu erleben. Wir sind mit allen anderen Menschen verbunden in der Suche nach Wahrheit und Verstehen, um irgendwann in die Einheit des allumfassenden Geistes zurückzukehren. Die Erde ist ein Schulungsplanet, auf den wir immer wieder zurückkehren, um mehr Selbsterkenntnis zu erlangen.

Kinder sind noch eins mit ihrer Intuition und sie sind die besten Lehrer des Lebens. Ihre Sichtweise ist ehrlich und frei, da sie noch nicht von Ängsten und Unsicherheiten konditioniert sind. Sie wissen, wer sie sind und woher sie kommen. Sie werten nicht und haben keine Absichten. Kinder verlassen sich ganz auf ihr Gefühl. Ein Teil ihres Bewusstseins ist noch mit der geistigen Welt verbunden. Deshalb verweisen die Erinnerungen von Kindern an frühere Leben nicht nur auf das Phänomen der Wiedergeburt an sich, sondern auch auf die Möglichkeit, in die frühere Familie hinein wiedergeboren zu werden.

Wenn der Vater oder der Onkel oder ein geliebtes Kind stirbt, sind wir meist untröstlich, weil der Verlust endgültig erscheint. Carol Bowman hat durch ihre jahrzehntelangen Recherchen herausgefunden, dass die Seelen von Menschen durch Reinkarnation als Baby wieder in die eigene Familie zurückkehren *können*. Sie hat darüber ein sehr umfangreiches Buch veröffentlicht mit Hunderten von Fallbeispielen. Die Autorin schreibt in ihrer Einleitung:

> *Die wahren Geschichten, die ich in diesem Buch mit Ihnen teile, sind verblüffende Zeugnisse dafür, dass Reinkarnation in der Familie ein reales Phänomen ist. Großväter kehren als ihre Urenkelsöhne wieder, Onkel als ihre Nichten, Mütter nehmen den Platz ihrer Töchter ein. Und die vielleicht erstaunlichste Offenbarung besteht darin, dass Kinder, die auf tragische Weise jung ums Leben kamen, innerhalb weniger Jahre zu derselben Mutter zurückkehren können.*[65]

Auch in den Zuschriften, die der Weisheitslehrer Wayne W. Dyer für sein Buch *Erinnerungen an den Himmel. Was Kinder aus der Zeit vor ihrer Geburt berichten* erhielt, ist Reinkarnation innerhalb der gleichen Familie ein großes Thema. Es zeigte sich, dass kleine Kinder sehr genaue Erinnerungen aufweisen, wenn sie ein früheres Leben innerhalb derselben Familie verbracht haben. Wiedergeburt kann ein sehr persönlicher Akt sein, da Gefühle und Beziehungsthemen von einem Leben zum nächsten fortbestehen können. In den Fallbeispielen zeigt sich, *dass eine Seele bei einer anderen Seele in der Familie Wiedergutmachung leistet, indem sie als Kind zurückkehrt. In der Forschung spricht man in diesen Fällen von Rollentausch. Das drückt sich häufig in Sätzen aus wie: »Erinnerst du dich, als ich deine Mami gewesen bin«, »Ich bin dein Vater und dein Sohn«. Das bedeutet natürlich nicht, dass jedes Baby, das geboren wurde, ein wiedergeborener Verwandter ist. Die Vielzahl der Indizien der wahren Erinnerung von Kleinstkindern auf der ganzen Welt sprechen für die Realität der Wiedergeburt in der Familie. Das Kind trifft dann genaue Aussagen über das Leben eines verstorbenen Verwandten und benennt Tatsachen, die das Kind an sich gar nicht wissen kann. Hier ein illustres Beispiel:*

»Ich besuchte meine Enkel, als Jake vier und Noah zwei war. Eines Tages kaute Jake nachdenklich auf seinen Getreideflocken herum und teilte mir dann mit: ›In meinem früheren Leben bin ich im Treibsand gestorben, und Mami ist gestorben, als sie versucht hat, mich zu retten. Noah war mein Zwillingsbruder, und er ist nicht gestorben, und darum war er ganz verstört. Als wir beschlossen, wiedergeboren zu werden, haben wir deshalb Mami und Papi ausgewählt, damit sie wieder unsere Eltern sind.‹«[66]

Carol Bowman fand heraus, dass kleine Kinder häufig Verhaltensweisen und Spielgewohnheiten aus einem früheren Leben widerspiegeln. Ein Kind, das in einem früheren Leben Kfz-Mechaniker gewesen war, lag häufig auf dem Rücken und sprach davon, Autos zu reparieren. Ein kleines Mädchen, das für die Wiedergeburt seiner Großmutter gehalten wurde, nähte mit Begeisterung. Das war auch die Lieblingsbeschäftigung der Großmutter gewesen. Solche und ähnliche Verhaltensweisen treten im Alter bis zu fünf Jahren auf. Zwischen fünf und sieben Jahren werden die Erinnerungen an frühere Leben schwächer, da das Kind sich nun stärker auf die äußere Welt ausrichtet.

In den Reinkarnationsfällen in der eigenen Familie gab es Angehörige, die die Anhaltspunkte ignorierten, zumal Wiedergeburt im Widerspruch zu christlichen Überzeugungen steht. Wir wissen heute jedoch aus der Sterbeforschung, dass Sterbende unerledigte Dinge hinterlassen: eine Mutter, die kleine Kinder hinterlässt; ein Mann, der voller Wut und Zorn über ungeklärte Konflikte stirbt; ein Kind, das durch einen Unfall plötzlich aus dem Leben gerissen wird. Wenn wir dann in einem neuen Körper wieder auf die Erde zurückkehren, werden die ungelösten Dinge in den Lebensplan, den wir für die neue Existenz vorausplanen, eingewoben. Wir können diese Forschungsergebnisse dann am besten verstehen, wenn wir darüber nachdenken, was nach dem Tod mit uns geschieht. Grundsätzlich zeigen uns die Erinnerungen von Kindern an frühere Leben, dass Karma wirklich existiert. Unsere Gedanken, Worte und Handlungen haben Auswirkungen auf andere. Der Einfluss dieser Taten reicht bis in ein anderes Leben hinein. Nicht aufgelöste negative Gefühle oder Groll können wieder auftauchen, wenn der Verstorbene als Kind wiedergeboren wird.

Es gibt unterschiedliche Gründe dafür, dass eine Seele in dieselbe Familie zurückkehrt. Carol Bowman schreibt:

Um erneut mit ihren Lieben zusammen zu sein, um ihren Lern- und Wachstumsprozess fortzusetzen und um sowohl seelische als auch physische Wunden zu heilen. Ja, es ist möglich, bei Kindern auch physische Wunden, die aus vergangenen Leben stammen, zu heilen, wenn sie die Möglichkeit erhalten, offen über ihre Erinnerungen zu sprechen und ihre früheren Erfahrungen abzuschließen.[67]

Seelen sind grundsätzlich darauf bedacht, ihre nächste Inkarnation auf Grundlage der Lektionen zu planen, die sie in ihrem vorangegangenen Leben erworben haben – ob in der gleichen Familie oder anderswo. Jedes Leben ist ein Voranschreiten zu einer höheren seelischen Entwicklungsstufe. Ob es uns bewusst ist oder nicht, sind wir alle bestrebt, ein wahrhaft mitfühlendes und liebendes Wesen zu werden. Es ist mir wichtig, am Ende dieses Kapitels noch einmal darauf hinzuweisen, dass die ankommende Seele sich entschieden hat, in die gleiche Familie wiedergeboren zu werden, aufgrund bestimmter Dinge, die erledigt und erlöst werden wollen. Als Eltern haben wir jedoch keinen Einfluss darauf.

Die Erfahrung des Geborenwerdens

Helen Wambach untersuchte auch die Erfahrung des Geborenwerdens. 84 Prozent ihrer Klienten gingen in der Hypnose durch den Geburtsprozess hindurch. Viele ihrer Versuchspersonen empfanden dabei ein spezifisches Unbehagen und tiefe Trauer. Die Gefühle der Trauer hingen offensichtlich mit dem Ausstoßen aus dem Leib der Mutter zusammen. Das ist verbunden mit der Erfahrung, in einem physischen Körper gefangen zu sein. Die Freiheit, die die Seele in der geistigen Welt genossen hat, ist nun eingeschränkt. Das erklärt auch, warum die Seele eines

Kleinkindes sich gelegentlich abgeschnitten, verkleinert oder allein gelassen fühlt. In der geistigen Welt war die Seele unbegrenzt und allgegenwärtig. Jetzt erlebt sie die Enge und die Entfremdung vom Land des Lichtes. In einem Körper zu leben bedeutet, allein und unverbunden zu sein. Vielleicht ist das der tiefere Sinn unseres Hierseins: Zu der Erkenntnis zu gelangen, dass wir nie getrennt sind von der anderen Welt, dass wir nicht allein sind und dass es darum geht, unser höheres Selbst in uns zu entdecken. In den zahlreichen Protokollen, die Helen Wambach über das Geburtskanalerlebnis dokumentiert hat, heißt es:

»Das Geburtskanalerlebnis bedeutete für mich, mich aus einem weiten Raum in einen engen Raum zu begeben. Nach der Geburt sah ich die sehr hellen Lichter, die meinen Augen wehtaten.«[68]

»Im Geburtskanal fühlte ich schwere Kontraktionen, aber sie waren weich und seidig. Ich kam frontal und fühlte eine große Beule auf der Stirn. Nach der Geburt spürte ich Angst vom hellen Licht und dem großen Lärm.«[69]

Im Augenblick der Geburt geht das Seelenbewusstsein mit dem Körperbewusstsein eine lebenslange Verbindung ein. Wenn sich ein freies geistiges Wesen inkarniert, ist die erste prägende Erfahrung das Bewusstsein, einen Körper zu haben. Deshalb äußern viele in den Rückführungen das Gefühl, in einer unfreundlichen und kalten Umgebung eingeschlossen zu sein. Ein Wesen, das sich vor seiner Geburt noch in Harmonie und im Einklang mit der geistigen Welt befand, wird durch die Geburt davon abgeschnitten.

Ich kam in meinem Körper, als ich aus meiner Mutter herauskam. Ich empfand blendendes Licht und fühlte mich hilflos. Ich wurde von Riesen herumgereicht. Mir war sehr kalt. Die Menschen im Zimmer schienen überlastet und nachlässig.[70]

Ein anderer Klient schreibt: »Die Geburtskanalerfahrung bestand für mich entschieden in einem Kampf und einigem Zaudern. Gleich nach der Geburt dachte ich: Ich möchte wieder zurück nach Hause. Ich bemerkte, dass mein Papa sehr vergnügt und glücklich war.«[71]

Ein anderer Klient sagte: »Ich war entsetzt und wollte zurück in den vorgeburtlichen Zustand, wo auch immer ich vorher gewesen sein mochte. Ich fühlte mich einsam und bekümmert. Als ich geboren war, war mir kalt, und ich bemerkte eine Menge Licht und Lärm.[72]

»Als Sie nach dem Erlebnis des Geburtskanals fragten, identifizierte ich mich nicht wirklich mit dem Baby. Die Geburt war schwierig, und ich sah aufmerksam zu. Nachdem ich geboren war, sah ich zuerst nach ihm, denn ich hatte noch ein ziemlich klares Bewusstsein. Es war, als wäre mein Geist zu groß für meinen kleinen Körper.[73]

Die Seele verbindet sich endgültig während oder nach der Geburt mit dem Baby. Davor ist sie zumindest gelockert. Die Aussagen der Versuchspersonen, die wir befragt haben, verweisen darauf, dass sich die Seele noch außerhalb des Körpers bewegen kann.

Die Seele ist der göttliche Lebensfunke, ohne den wir nicht lebensfähig wären. Gleichzeitig ist sie die Anbindung an das alles durchdringende Bewusstsein, von dem wir alle ein Teil sind. Die moderne psychotherapeutische Forschung bestätigt durch Rückführung die frühkindlichen Erfahrungen des Geborenwerdens. Helen Wambach wies schon in den Siebzigerjahren durch ihre Studien ein vom Körper unabhängiges Seelenbewusstsein nach. Wir sind zeitlose Wesen, die sich vorübergehend in einem menschlichen Körper inkarnieren. Deshalb können sich die Probanden der Gefühle ihrer Mutter bewusst gewesen sein.

Kapitel 9

Die Bewältigung von Tod und Trauer mit Kindern

Wenn ein Familienmitglied oder ein nahestehender Freund gestorben ist, ist es überaus wichtig, den betroffenen Kindern beizustehen. Sie sind auf die Hilfe und den Beistand der Erwachsenen angewiesen. Kinder erleben häufig schon sehr früh, dass Menschen oder Tiere in ihrem Umfeld sterben. Der Tod ist für jeden Menschen eine Herausforderung und gehört zum Leben. Eltern jedoch neigen dazu, besonders bei kleinen Kindern, sie vor den Tatsachen des Lebens beschützen zu wollen. Sie zweifeln daran, dass Sterben und Tod Themen für Kinder sind.

Doch wenn wir Kindern den Tod verschweigen oder auf ihre Fragen ausweichend antworten, werden sie den grundlegenden Sinnzusammenhang des Lebens nicht verstehen.

Jonas Bruder starb mit fünf Jahren durch eine schwere Krebserkrankung. Heilung konnte er nicht mehr finden. Seine Eltern wollten ihrem dreijährigen Sohn ersparen, mit dem Sterben seines Bruders konfrontiert zu werden, obwohl er sich immer wieder nach ihm erkundigte. Er wurde in die Obhut der Oma gegeben, wenn die Eltern ins Krankenhaus fuhren. Das Kind spürte sehr wohl die Anspannung und Trauer der Eltern und litt unter der Abwesenheit seines Bruders. Eltern und Oma wichen seinen Fragen aus, da sie glaubten, ihn dadurch zu beschützen. Nach dem Tod seines Bruders und all den unterlassenen Antworten auf seine Fragen entwickelte der Junge Ängste vor dem Tod, die viel schlimmer waren als die Wirklichkeit.

Kinder fragen nach Sterben und Tod und nach dem, was danach kommt. Sie brauchen persönliche Antworten. Darauf hat schon Elisabeth Kübler-Ross immer wieder hingewiesen. Bei den Eltern setzt das allerdings voraus, dass sie sich einen Standpunkt zum Tod gebildet haben und sich damit auseinandergesetzt haben. Es erfordert Mut, sich damit zu befassen, sich zu erinnern, nachzudenken oder mit anderen Menschen darüber zu sprechen. Doch nur so lassen sich Unsicherheit und Unbehagen lösen.

Schon die Kleinsten bringen konkrete Vorstellungen vom Tod und dem Jenseits mit. Sie gehen meist sehr pragmatisch mit dem Thema um und stellen Fragen, die Erwachsene irritieren, zum Beispiel, ob der Tote im Grab nicht friert. Schon Kleinstkinder kommen sehr früh mit dem Thema Tod in Kontakt: Auf dem Spielplatz liegt ein toter Vogel oder ein Insekt. Das wirft Fragen auf, die die Eltern beantworten sollten. Floskeln wie »die Biene schläft nur« sollten vermieden werden, ebenso Sätze wie: »Der Opa befindet sich auf einer langen Reise« oder »… ist bei Jesus im Himmel«. Das nährt eher Ängste, dass sie selbst nicht mehr aufwachen, wenn sie ins Bett gehen, oder die Befürchtung, dass die Mutter von ihrer Geschäftsreise nicht zurückkommt.

Experten verweisen darauf, wie wichtig es für Erwachsene ist, den Kindern zu erklären, dass ein Verstorbener keine

Schmerzen mehr spürt, dass sein Herz aufgehört hat zu schlagen und dass er nicht mehr atmet. Das ist nichts anderes als der Versuch, die Unumkehrbarkeit des Todes zu erklären bei gleichzeitiger Auflösung der Angst, dass es den Toten schlecht geht.

Viele Eltern haben Bedenken, Kinder zur Beerdigung mitzunehmen. In jedem Fall sollte das Kind mitgenommen werden, wenn es dies ausdrücklich wünscht, selbst wenn es erst zwei oder drei Jahre alt ist. Die Kinder haben dann die Gelegenheit, noch einmal Abschied zu nehmen, und auch die Möglichkeit, auf dem Friedhof über den Tod und ihre Trauer zu sprechen. Sie lernen dabei auch den Ort kennen, an dem sie den Verstorbenen besuchen können.

Hilfe beim Trauern

Kinder trauern vollkommen anders als Erwachsene. Neben mitunter urplötzlich auftretenden Tiefs widmen sie sich im nächsten Augenblick einem Spiel oder möchten ein Eis. Sie trauern punktuell und unvermittelt und lenken sich dann durch Toben und Spielen wieder davon ab. Dadurch schaffen sie sich Erholungsphasen, um ihr seelisches Gleichgewicht wiederherzustellen.

Wenn eine nahestehende Person, die für das Kind bedeutungsvoll war, gestorben ist, erleidet es wie die Erwachsenen einen schweren Verlust. Das Kind braucht dann eine klare Auskunft über den Tod des geliebten Menschen: direkt, sofort und ehrlich. Wenn es zu spät oder falsch informiert wird, fühlt es sich allein gelassen, verwirrt oder isoliert. Das Kind hat dann das Gefühl, es sei nicht richtig in die Familie eingebunden.

Man kann nicht oft genug betonen, wie wichtig es ist, das Kind wahrheitsgemäß zu informieren. Sie spüren die Trauer der Eltern und müssen unbedingt erfahren, was geschehen ist. Man muss ihnen sagen, warum der geliebte Mensch gestorben ist, z. B. durch einen Autounfall, durch ein krankes Herz, das aufgehört hat zu schlagen, etc. Wenn Sie selber noch keine genauen Informationen über die Umstände eines Todes haben, signalisieren Sie dem Kind, dass Sie mit ihm sprechen werden, sobald Sie Bescheid wissen.

Kinder verstehen den Tod leichter, wenn sie sich von dem Sterbenden bzw. dem Verstorbenen verabschieden können. Das ist eine wichtige Erfahrung und hilft beim Trauern. Selbst für Erwachsene ist es schwer, sich derartigen Erfahrungen zu stellen. Wenn ein Bruder oder eine Schwester im Sterben liegt, sollte das Kind davon unterrichtet werden. Es kann gemeinsam mit den Erwachsenen den Sterbenden besuchen, und es können vielleicht noch Gespräche stattfinden, die Hand kann gehalten werden oder es findet ein stiller Austausch statt. Nach dem Besuch ist es wichtig, mit dem Kind über das Erlebte zu sprechen und seine Fragen offen und ehrlich zu beantworten.

Besonders bei einem plötzlichen und unerwarteten Tod ist es erforderlich, dass auch die Kinder die Möglichkeit zum Abschiednehmen haben. Die Konfrontation mit der Leiche oder die Möglichkeit, den geliebten Menschen noch einmal zu berühren, ist zum Verständnis, dass jemand tot ist, außerordentlich sinnvoll. All das erleichtert den Trauerprozess.

Viele Menschen haben große Probleme, einem Trauernden Trost zu spenden. Für Eltern ist es besonders schwer, ein trauerndes Kind zu unterstützen, zumal wenn sie selbst von dem Verlust betroffen sind. Sie fühlen sich oft hilflos, und gleichzeitig möchten sie ihrem Kind Halt geben. Trauer muss durchlebt werden und lässt sich nicht einfach durch ein paar Sätze auflösen. Durch den Tod eines nahestehenden Menschen verändert sich das Leben des Kindes, und es kann zu Gefühlen von Unsicherheit, Orientierungslosigkeit oder Angst kommen. Je aufmerksamer Sie dem Kind in seiner Trauer begegnen und je klarer Sie Gesprächsbereitschaft signalisieren, desto eher wird es die angebotene Möglichkeit nutzen, wenn es sprechen möchte. Versuchen Sie Halt zu geben, einander zu umarmen und sich einander zuzuwenden. Dann spürt das Kind, dass es nicht allein ist, dass es geliebt und beschützt wird.

Kindern hilft es, wenn sie erkennen, dass auch die Erwachsenen trauern und von ähnlichen Gefühlen bewegt sind wie sie selbst. Wenn die Mutter gestorben ist und das Kind erkennt, dass seine vertrauten Bezugspersonen trauern, fühlt es sich mit seinen Gefühlen nicht so allein.

In einer Gruppe verwaister Eltern schilderte eine Frau sehr einfühlsam die Reaktion ihres Sohnes Sven nach dem plötzlichen Unfalltod ihres Mannes:

Sven war damals sechs Jahre alt. Nach dem Tod meines Mannes lebten wir weiterhin in der Wohnung, die wir gemeinsam bewohnt hatten. Sven äußerte immer wieder, wie traurig er sei, dass sein Vater tot ist. Er weinte oft. Gleichzeitig war er auch wütend auf seinen Vater, dass er uns allein gelassen hatte. Mein Sohn bemerkte auch meine Traurigkeit und meinen Kummer. Ich versuchte ihm Halt zu geben, und wir sprachen viel über meinen verstorbenen Mann und lagen uns oft weinend im Arm. Gleichzeitig war der Junge wie ausgewechselt, wenn wir gemeinsam auf das Spielfeld gingen und sogar viel Spaß hatten.

Das Beispiel zeigt, wie sich Mutter und Sohn gegenseitig in ihrer Trauer und dem damit einhergehenden Wechselbad der Gefühle unterstützen. Die Mutter zeigt ihre Gefühle der Trauer, erkennt aber gleichzeitig die Gefühle ihres Sohnes und lässt dem Kind ein gewisses Maß an Schutz zukommen. Es ist überaus wichtig, trotz der eigenen Trauer die Gefühle des Kindes wahrzunehmen.

Erinnerungen an Verstorbene mögen schmerzhaft sein, doch durch das gemeinsame Erinnern mit dem Kind kann eine neue Art von Beziehung zu dem toten Menschen entstehen. Viele spüren dadurch die Präsenz des Verstorbenen. Dem Kind hilft das Erinnern, die Lücke, die der geliebte Mensch hinterlassen hat, aufzufüllen und durch den Schmerz des Verlustes hindurchzugehen.

Kapitel 10

Fehlgeburt und Totgeburt

Jede vierte oder fünfte Schwangerschaft endet nach den ersten Wochen oder auch später mit einer Fehlgeburt. Dadurch werden Eltern ganz unvorbereitet mit dem Tod konfrontiert. Das Pflegepersonal oder die Ärzte sind ebenfalls zutiefst getroffen, wenn ein Baby tot geboren wird. Gefühle von Hilflosigkeit und Versagen stellen sich ein, und auch Verwandte oder Freunde fühlen sich angesichts einer Fehlgeburt überfordert, unsicher und wie gelähmt.

Der Verlust eines ungeborenen Kindes ist für Frauen nur schwer zu verkraften und zu verarbeiten. Es ist für viele nicht möglich, mit anderen darüber zu sprechen, ja, Fehl- oder Totgeburten scheinen ein Tabuthema zu sein. Mit einem Kind schwanger zu sein ist die innigste Verbindung zwischen zwei menschlichen Wesen. Das unerwartete Ende dieser Verbindung ist daher besonders schmerzhaft. Eine Frau berichtete:

Ich hatte das Gefühl, dass die Last dieses Ereignisses ganz bei mir allein lag. Das Problem ist, dass ich der einzige Mensch bin, der das Baby kennt. Menschen trauern nicht um etwas, das sie nicht kennen. Du stehst allein da in deiner Trauer, um die Erinnerung und das Kind. Alle sagen: »Es ist doch nicht so schlimm, du kannst doch noch andere Kinder haben, das ist doch nicht das Ende der Welt«, aber es ist das Ende meiner Welt. Manche Freundinnen sagten zu mir nach zwei oder drei Monaten: »Komm, lass dich nicht so hängen, du hast doch das Kind überhaupt nicht gekannt, nimm dich doch jetzt zusammen.« Je mehr die anderen mich dazu bringen wollten, mit dem Trauern aufzuhören, desto mehr hatte ich das Gefühl, dass ich um meine Trauer kämpfen musste.[74]

Bei einer Fehlgeburt oder Totgeburt gibt es keine Erinnerungen an ein gemeinsames Leben, nichts, was wir mit anderen Menschen teilen können. Eine Frau erzählte mir:

Es war in der zwölften Schwangerschaftswoche, als ich bemerkte, dass das Herz meines Babys aufgehört hatte zu schlagen. Ich ging zu meinem Arzt, der mich untersuchte und den Tod feststellte. Er überwies mich ins Krankenhaus zu einer Ausschabung. Das war sehr traurig; auch mein Mann durfte nicht dabei sein. Ich fühlte mich total allein gelassen, niemand konnte sich in meine Lage versetzen, und mein Mann verschanzte sich hinter seiner Arbeit, da er mit meiner Trauer und dem Weinen nicht umgehen konnte. Ich hätte mir gewünscht, mit jemandem reden zu können, der Ähnliches erlebt hat. Ich war ganz und gar auf mich allein gestellt.

In den meisten Fällen einer Fehlgeburt wird in Deutschland eine Ausschabung vorgenommen. Von einer kleinen oder stillen Geburt spricht man, wenn die Frau das Kind selbst gebiert. Es handelt sich dann um eine normale Geburt mit Wehen. Bei einer Fehlgeburt findet eine

Schwangerschaft ein frühzeitiges Ende, bei der das nicht lebensfähige Kind mit einem Gewicht von weniger als 500 Gramm vor der 22. bis 24. Schwangerschaftswoche auf die Welt kommt. Entscheidend für die Begrifflichkeit einer Fehlgeburt oder Totgeburt ist das Gewicht des Kindes. Bei Totgeburten wiegt das Kind über 500 Gramm. Diese Kinder werden auch als Sternenkinder bezeichnet.

Frauen und Männer trauern unterschiedlich. Und doch hat jede Frau ihre eigene Art, eine Fehlgeburt zu verarbeiten. Manche lassen sich zur Erinnerung an das Kind ein Tattoo stechen, andere pflanzen einen Baum im Garten, machen Fotos oder heben das Ultraschallbild auf. Eine Befragung betroffener Frauen ergab höchst unterschiedliche Antworten. Ein Beispiel: »Ich habe mich direkt damit auseinandergesetzt und ging offen damit um. Die Ultraschallbilder habe ich zunächst aufbewahrt, doch später weggeworfen.«

Und ein weiteres, ganz anderes: »Ja, bis heute hüte ich die Ultraschallbilder, den Schwangerschaftstest, die ersten Socken, Strampler und Kleinigkeiten, die mich an meine Sternenkinder erinnern. Ich hatte schriftlichen Kontakt zu meinem Psychologiedozenten, weil ich sehr depressiv belastet darauf reagiert habe. Er hat mich aufgefangen, das tat gut.«[75]

Andere reden intensiv mit ihrem Mann und fragen sich, wie es ihrem Baby im Himmel wohl gehen mag. Sie errichten einen kleinen Altar mit Erinnerungsstücken und Engelsfiguren und stecken regelmäßig Kerzen an. Manche besuchen eine entsprechende Selbsthilfegruppe oder nutzen Portale im Internet, um sich mit anderen auszutauschen. Wieder andere suchen psychologische Betreuung.

Die Situation der Männer

Bei einer Fehlgeburt steht die Frau im Mittelpunkt aufgrund der körperlichen Betroffenheit. Doch auch der Mann hat sein Kind verloren. Er ist zunächst Ansprechpartner, doch kaum jemand fragt danach, wie er selbst mit der Situation zurechtkommt.

Die Männer sind gefordert, ihre eigene Trauer zuzulassen. Viele fühlen sich besser, wenn sie etwas tun können, doch insgesamt ist bei ihnen die Trauer anders als bei den Frauen. Beide Partner sollten die unterschiedliche Art der Trauer des anderen respektieren. Dann können sie sich gegenseitig stützen und Kraft geben. Es sei darauf verwiesen, dass sich viele Partner in dieser Situation voneinander entfernen.

Betroffene Frauen machen darüber sehr unterschiedliche Aussagen. Ein Beispiel: »Mein Mann ist sehr sensibel. Ich hätte mich sehr gefreut, wenn die Ärzte und alle anderen auf die Bedürfnisse meines Mannes eingegangen wären. Denn er stand hilflos daneben bei der Geburt und bei der Ausschabung. Danach musste er mich, seine Frau, gehen lassen und hoffen, dass nichts passiert.«[76]

Ganz anders die folgende Aussage:

Von meinem Partner kam nach der ersten Fehlgeburt leider wenig Verständnis. Sein Kommentar war, dass es nur ein Zellhaufen gewesen wäre. Nach der zweiten Fehlgeburt sparte er zwar mit solchen Kommentaren, aber wirklich darüber geredet haben wir bis heute nicht. Ich habe nicht das Gefühl, dass er nachvollziehen kann, dass es für mich meine Kinder waren, die ich verloren habe.[77]

Andere Männer sind sehr hilfreich und verständnisvoll. Sie haben Verständnis für die emotionale Achterbahn ihrer Frau und betrachten das Sternenkind als festen Bestandteil des gemeinsamen Lebens. Doch viele wollen die Fehlgeburt einfach vergessen und sich nicht damit konfrontieren. So manche Beziehung zerbricht daran. Um den Verlust des Kindes verarbeiten zu können, ist das Zulassen der Trauer enorm wichtig. Die gemeinsame Trauer kann zu einer tiefen Verbundenheit zwischen den Eltern führen. Viele Paare, denen das gelingt, gehen gestärkt aus einer derartigen Situation hervor. Im gegenseitigen Respekt für den Schmerz und im Austausch von Gefühlen und Gedanken, selbst wenn sie sehr unterschiedlich sind, kann der gemeinsame Umgang mit der Trauer unterstützend sein.

Verstehen, was geschehen ist

Wenn Eltern erfahren, dass ein Kind im Bauch nicht mehr lebt, ist es wichtig, sich gemeinsam die Zeit zu nehmen, um zu verstehen, was passiert ist. Es geht darum, die Situation anzunehmen, wie sie ist. Eine Fehlgeburt ist eine unerwartete Konfrontation mit dem Tod und eine bittere Verlusterfahrung für die Frau wie für den Mann.

Für viele Menschen ist die Beerdigung des verlorenen Kindes eine Notwendigkeit für den Trauerprozess. Es besteht inzwischen die rechtliche Möglichkeit, das Kind bestatten zu lassen, und doch werden die Informationen darüber oft zurückgehalten. Viele Frauen entscheiden sich für Sternenfelder, aber auch Einzelbestattungen oder Beisetzungen im Familiengrab werden durchgeführt. Das ist ein individueller Weg, mit dem Verlust umzugehen. Daher ist es wichtig, die Frauen entsprechend zu informieren. Wenn eine Frau zum Zeitpunkt der Fehlgeburt nicht informiert wurde, leidet sie später sehr darunter, da sie nicht weiß, was mit ihrem Kind geschehen ist.

Fehlgeburt aus Sicht der ankommenden Seele

Aus der Perspektive der zeitlosen, ewigen Seele ist es ihre Entscheidung gewesen, nicht geboren zu werden. Wir erstellen vor der Geburt einen Lebensplan, doch Pläne können geändert werden. Dann kann es zu einer Fehlgeburt oder Totgeburt kommen. Das ist völlig unabhängig davon, was die Eltern getan oder nicht getan haben. Die Betrachtung der Ereignisse aus dieser Perspektive gibt den Eltern Trost und lindert Schuldgefühle. Frauen, die eine Fehlgeburt erlebt haben, denken häufig, dass sie etwas falsch gemacht haben. Wenn wir das Geschehen aus der Sicht der ankommenden Seele betrachten, wird die erdgebundene Sichtweise revidiert. Für die Seele ist die Entscheidung, so schreibt die Reinkarnationsforscherin Carol Bowman,

> *… zu einer bestimmten Zeit und bei einer bestimmten Mutter nicht geboren zu werden, einfach ein Umweg … Seelen entscheiden aus zahlreichen Gründen, ihren Kurs zu ändern: um das Geschlecht zu ändern, um auf einen Körper zu warten, der besser zu den Zielen der Seele passt, um zu warten, dass sich die Umstände im Elternhaus verbessern, oder um die zeitliche Koordination*

eines vorbestimmten Treffens mit einer anderen Seele nachzubessern, die sich bereits auf der Erde befindet oder sich noch inkarnieren muss. Oder die Fehl- oder Totgeburt erfolgt aus dem Grund, dass der Fötus fehlerhaft war.[78]

Manche Seelen wollen sich der Erfahrung des Lebens nicht aussetzen, sondern wählen die körperliche Erfahrung nur bis zu einem gewissen Entwicklungsstadium. Solange eine Seele noch nicht geboren ist, ist es für sie leicht, den Körper wieder zu verlassen. Sie erlebt das nicht als Sterben. Manche Seelen probieren auch aus, wie es ist, sich zu inkarnieren. Wenn sie spüren, dass sie noch nicht zum Menschsein geschaffen sind, bleiben sie in ihrer geistigen Heimat. Sie ändern ihren vorgeburtlichen Plan und vollziehen quasi eine Kehrtwende im Mutterleib. Die Seele allein bestimmt die Dauer ihrer Inkarnation. Das Nichtgeboren-Werden kann zu den Erfahrungen zählen, die eine Seele sich vorgenommen hat.

Wie wir sehen, sind die Pläne für das kommende Leben nicht unumstößlich festgelegt. Als Menschen bieten wir den Seelen die Möglichkeit, sich in einem Körper zu inkarnieren, um auf die Erde zu kommen, doch das Leben an sich lässt sich weder aufhalten, noch kann es kontrolliert werden. Die Sternenkinder hinterlassen einen tiefen Eindruck im Leben ihrer Eltern. Die Zukunft der betroffenen Eltern verändert sich von einem Tag zum andern. Durch eine Fehlgeburt sind wir aufgefordert, uns mit Sterben, Tod und Verlust auseinanderzusetzen. Alle Vorstellungen vom Elternsein heben sich auf. Der Traum vom Leben mit einem Kind, vom Dasein als Mutter und Vater, ist wie eine Seifenblase zerplatzt, noch bevor das Kind geboren wurde.

Nun stellt sich die Frage, woher wir dies alles wissen. Schlicht und einfach dadurch, dass viele Kinder sich an diesen Prozess erinnern. Manchmal erzählen sie ihren Eltern davon. Sie beschreiben spontan frühere Versuche, bei ihrer Mutter oder bei einer anderen Frau im Familienverband geboren zu werden. Oft sind Eltern wirklich betroffen, wenn die Erinnerung des Kindes genau zu einer erlebten Fehlgeburt passt. Manche fühlen Erleichterung durch das Wissen, dass ein Baby, das zuvor im Bauch der Mutter starb, nicht verloren ist, sondern zurückgekehrt ist. Die kleine dreijährige Britany erinnerte sich spontan daran, dass sie im Bauch ihrer jetzigen Oma gewesen sei.

> *Meine Tochter Karen sagte an mich gewandt: »Ich habe versucht, Britany zu erklären, dass ich deine Tochter bin und sie meine Tochter und dass sie in meinem Bauch herangewachsen ist, nicht in deinem.«[79] Britany hörte sich die Erklärung ihrer Mutter geduldig an und erklärte dann: »Nein, vorher, als ich mit dir zusammen in Omas Bauch war, Mama. Ich konnte nicht bleiben, weil ich kein Junge sein wollte.« Ich bekam am ganzen Körper eine Gänsehaut. Karen rannte weinend aus dem Raum. Wir wussten beide, dass sie einen Zwillingsbruder gehabt hatte, der nach sieben Monaten im Mutterleib starb.*[80]

Die Seele – ihr Bewusstsein – ist unzerstörbar und erlischt nicht mit dem Tod des physischen Körpers. Sie existiert unabhängig vom Körper weiter, bis sie sich für eine neue Inkarnation entscheidet. Die ankommende Seele kann ihre Pläne verändern und zu jedem Zeitpunkt vor der Geburt den Mutterleib verlassen. Doch was geschieht mit der ankommenden Seele, wenn die Mutter sich für eine Abtreibung entscheidet? Damit einher geht die Frage, wann sich die Seele mit dem Körper verbindet.

Abtreibung

Das Thema Abtreibung ist nach wie vor hoch emotional aufgeladen und extrem polarisierend. Abtreibungsgegner setzen sie mit Mord gleich. Sie glauben, dass die Seele vom Zeitpunkt der Empfängnis an mit dem heranwachsenden Körper im Mutterleib verbunden ist. Dies ist vor allem eine christlich geprägte Vorstellung.

Befürworter einer Straffreiheit für Abtreibungen hingegen verweisen auf die Selbstbestimmung der Frau über ihren Körper und den Reproduktionsprozess. Hier stellt sich die grundlegende Frage, wann sich die Seele mit dem Fötus verbindet und ob sie sich der Gefühle der Mutter bewusst ist.

Ist Abtreibung eine Vernichtung menschlichen Lebens? Die amerikanische Psychiaterin Helen Wambach hat durch eine groß angelegte Versuchsreihe mit Rückführungen von über siebenhundertfünfzig Personen festgestellt, dass 89 Prozent ihrer Probanden aussagten, ihr Seelenbewusstsein habe sich erst nach dem sechsten Monat der Schwangerschaft mit dem Fötus verbunden. Selbst mit Blick auf diesen Zeitpunkt erklärten immer noch viele, sie hätten sich sowohl innerhalb als auch außerhalb des fetalen Körpers befunden. Die Seele war noch vom Körper getrennt. 33 Prozent gaben an, sie hätten sich erst vor oder während der Geburt mit dem Fötus verbunden. Durch die Analyse der Fälle kam Wambach zu dem Schluss, dass der

Fötus nicht Teil ihres Bewusstseins war. Die Seelen identifizierten sich nicht mit dem entstehenden Körper, sondern existierten als bewusste Einheit außerhalb des Körpers. Sie konnten sich zu jeder Zeit frei innerhalb und außerhalb des Körpers bewegen. Fast alle Versuchspersonen waren sich der Gefühle der Mutter vor und während der Geburt bewusst.

Die ankommende Seele existiert also unabhängig vom Körper und nimmt aus dieser außerkörperlichen Perspektive alle Gefühle und Ereignisse wahr, die die Mutter betreffen. Hier ein paar Aussagen aus der Wambach-Studie:

> *Als Sie nach der Verbindung mit dem Fötus fragten, fühlte ich, dass ich in ihm und auch außerhalb war. Ich verband mich mit ihm mit drei Monaten, aber ich war nicht die ganze Zeit in ihm. Ich war hauptsächlich daran interessiert, zu wissen, wer mein Vater und meine Mutter sein würden.*[81]
>
> *Ich habe das sichere Gefühl, dass ich nicht vor der letzten Minute in den Fötus ging. Ich war anderswo zu glücklich und zu beschäftigt. Ich war überhaupt nicht daran interessiert, irgendwelche Zeit in dem Fötus zu verbringen. Als Sie nach den Gefühlen meiner Mutter fragten, bemerkte ich, dass sie etwas resigniert, aber irgendwie glücklich und stolz war.*[82]
>
> *Als Sie nach der Bindung an den Fötus fragten, schien es mir, als ob ich käme und ginge. Ich schaffte es nicht, mich mit ihm zu identifizieren, bis nach der Geburt. Ich schien ihn eher zu überwachen, um zu sehen, ob er okay war. Ich bemerkte, dass meine Mutter besorgt war.*[83]

Die grundsätzliche Frage, die sich in Bezug auf eine Abtreibung stellt, ist, ob dabei ein menschliches Wesen oder nur ein heranwachsender Körper zerstört wird. Michael Newton schreibt, dass ihm

> *in seiner gesamten Praxis noch nie ein Fall untergekommen ist, bei dem die Seele innerhalb der ersten drei Monate in den Fötus geschlüpft wäre. Der Grund dafür, warum die Seele ihre komplizierte Verschmelzung mit einem Fötus erst nach drei Monaten beginnt, besteht ganz einfach darin, dass vorher noch nicht genügend Hirngewebe entwickelt ist, mit dem sich in dieser frühen Phase arbeiten ließe.*[84]

Alle ungeborenen Seelen sind von einem universellen Bewusstsein der Liebe umgeben. Wir sind nie von der kreativen Kraft des Lebens getrennt, die wir Gott nennen. Der Fötus besitzt noch keine unsterbliche Seelenidentität, ist aber ein individuelles lebendes Wesen. Bei einer Fehlgeburt oder Abtreibung sind liebevolle Wesen aus der geistigen Welt bereit, die Mutter zu trösten und das Kind zu begleiten. Wenn eine Mutter ein Kind verliert, unter welchen Umständen auch immer, besteht die Wahrscheinlichkeit, dass die Seele sich dieselbe Mutter noch einmal aussucht.

Die Folgerungen von Helen Wambach wurden neben Michael Newton auch durch ein Muster von Ian Stevenson gestützt. Er listete mehrere Fälle auf, in denen ein Kind weniger als neun Monate nach dem Tod der früheren Persönlichkeit geboren wurde. Die Reinkarnation wurde empfangen und entwickelt, bevor die Seele von ihrem früheren Körper befreit war. Das stellt die Theorie, dass eine Seele zum Zeitpunkt der Empfängnis in den Körper der Mutter eintritt, absolut infrage.

Die Pionierin der Sterbeforschung Elisabeth Kübler-Ross schrieb über Abtreibung in einem Spätwerk:

> *Da jede Seele ein Teil Gottes ist, ist sie allwissend. Sie kennt den Vater und die Mutter, die sie sich ausgesucht hat. Glauben Sie wirklich, dass eine solche Seele, die all die Weisheit Gottes in sich trägt, in einen Fötus eintreten würde, der abgetrieben und zerstört werden soll? Sie würde das niemals tun. Diese Seelen suchen sich einfach andere, empfänglichere Eltern. Abtreibung ist also nicht Tötung eines beseelten menschlichen Wesens. Es wird dabei nur etwas getötet, das als Tempel für das menschliche Wesen dienen sollte, in das die Seele einziehen würde. Es ist nicht Tötung eines menschlichen Wesens. Es ist wichtig, diese Unterscheidung zu machen. Überall in den Vereinigten Staaten wird in den Kliniken das Leben von Müttern aufs Spiel gesetzt, nur um Babys zu retten. Die Seele des Babys ist immer sicher und geschützt. Die Menschen handeln aus Arroganz und Mangel an wahrem Wissen. Wenn die Mütter nur wüssten, dass sie durch Abtreibung nicht ihr Baby töten, wäre eine Riesenlast von ihren Seelen genommen.*[85]

Wie wir gesehen haben, ist die ankommende Seele zum Zeitpunkt einer Abtreibung noch nicht mit dem Fötus verbunden, nimmt das Ereignis also eher aus einer Beobachterperspektive wahr und bleibt emotional unberührt. Viele Mütter leiden nach einer Abtreibung unter Traurigkeit, Schuldgefühlen und Trauer. Eine Möglichkeit, mit sich ins Reine zu kommen, ist eine Kommunikation mit der ungeborenen Seele. In der Beratung von Patientinnen mit unerwünschten Schwangerschaften empfehlen Mediziner und Therapeuten, in einen Dialog mit der Seele zu treten. Das ermöglicht der Mutter, dem ungeborenen Kind die Gründe zu erklären, aus denen sie die Schwangerschaft nicht fortsetzen will. Das ist ein Akt der Liebe, wodurch die Seele sich nicht zurückgewiesen fühlt.

Manchmal kehrt eine solche Seele zu einem späteren Zeitpunkt zu ihrer Mutter zurück. Dafür ein Beispiel – eine Mutter berichtet von ihrem dreijährigen Sohn Joe:

> *Als ich sechzehn war, beging ich einen Fehler und musste eine Abtreibung durchführen lassen. Ich war immer traurig darüber, aber ich tat das, von dem ich damals spürte, dass ich es tun musste. Ich hatte immer große Schuldgefühle wegen meiner Abtreibung gehabt, und dadurch, dass ich nun mit meinem Sohn darüber sprach, kamen all die Emotionen und die Traurigkeit, die ich zu verdrängen versucht hatte, wieder in mir hoch. Ich konnte nicht erkennen, ob er das verstand, was ich sagte. Oder ob er überhaupt zuhörte. Dann sagte Joel ganz nüchtern: »Mach dir keine Sorgen, Mama, das war ich. Ich bin einfach wieder zurück in den Himmel gegangen und habe auf dich gewartet.« Von diesem Tag an fühlte ich einen Frieden in meinem Leben, den es für mich nicht gegeben hatte, seit ich sechzehn gewesen war.*[86]

Nahtoderfahrungen während einer Totgeburt

Nahtoderfahrungen verbinden Diesseits und Jenseits. Sie sind klare Einblicke in Dimensionen jenseits aller Formen. Sie belegen eindeutig, dass wir nie von der geistigen Welt getrennt sind und dass die Seelen der Verstorbenen weiterleben.

Selbst ein Kind, das durch eine Fehlgeburt, Totgeburt oder aufgrund von Komplikationen während der Geburt nicht lebend geboren wurde, ist eine unsterbliche Seele. Der Tod ist ein Wandlungsprozess, doch eine Seele kann nie verloren gehen – weder durch Mord oder Unfälle noch durch Abtreibungen.

So konfrontieren uns in besonderer Weise die Nahtoderfahrungen, die während einer schwierigen und komplizierten Geburt auftreten, mit der Erkenntnis, dass die ungeborene Seele unversehrt bleibt. Jede Seele ist Träger einer ewigen Geistidentität und daher allgegenwärtig. Durch Nahtoderfahrungen während einer Totgeburt wird die Mutter getröstet und weiß, dass ihr Kind weiterlebt.

Während des Geburtsvorganges kann es zu unvorhergesehenen Komplikationen kommen. Viele Frauen berichten in diesem Zusammenhang, dass sie dabei ihren Körper vorübergehend verlassen haben. Das geschieht öfter auch bei einer Totgeburt.

Marion erlebte eine Nahtoderfahrung, als ihr Sohn Gerald tot zur Welt kam. Während ihrer außerkörperlichen Erfahrung spürte sie deutlich seine Gegenwart.

Das Letzte, was ich bewusst erlebte, war das körperliche Gefühl, ihn zur Welt zu bringen. Aber dann empfing mich warme, absolute Schwärze, und ich hatte das Gefühl, als bewegte ich mich nach links hinten, mit dem Kopf zuerst. Ich habe tatsächlich ein paar Leute vor mir stehen sehen. Mir war, als stünden sie auf einem Hügel, sie zeichneten sich dunkel vor einem blassen Hintergrund ab. Ich glaube nicht, dass ich jemanden im körperlichen Sinne erkannt habe. Aber ich hatte das bestimmte Gefühl, mein Kind und meine Großmutter stünden auf der rechten Seite der Gruppe. Ich war froh, ganz und gar bei ihnen zu sein. Ich weiß noch, dass ich mich über die Begegnung mit ihnen ganz besonders freute. Es ging ihm zweifellos gut und er ruhte in sich. Eigentlich war es genau das, was mich zu der Überlegung führte, was meine anderen Kinder und mein Mann wohl brauchten, und ich beschloss, wenn auch zögernd, wieder umzukehren.[87]

All dies geschah, während Marion fast verblutete. Eine andere Mutter erlebte eine Nahtoderfahrung, vier Jahre nachdem ihre Tochter bei einem Unfall ums Leben gekommen war. Die Frau berichtet:

Auf einmal stand ich im hellen Licht vor meiner verstorbenen Tochter, hielt ihre Hand und erklärte ihr, dass ich wieder zu ihrer kleinen Schwester zurückkehren müsse, weil sie mich noch brauchte. Sie trug die Sachen, in denen sie auch beerdigt worden war, war körperlich unversehrt und wirkte gesund. Sie sagte mir, sie verstehe das, und ich wusste, dass sie auf mich warten würde. Ich empfand Ruhe und Frieden. Das Licht zog sich in sich selbst zurück, und ich war wieder in meinem Körper.[88]

Eine Frau erzählte kürzlich während eines Seminars von einer Nahtoderfahrung, die sie bei der Totgeburt ihrer Tochter erlebt hatte.

Ich spürte noch, wie die Ärzte versuchten, meine tote Tochter aus meinem Körper zu ziehen. Plötzlich befand ich mich außerhalb und schwebte über einer hellen Wiese. Überall war Licht, und ich war von Wärme und Liebe eingehüllt. Ich sah Lichtwesen, und in deren Mitte stand meine Tochter. Ich wusste einfach: Sie ist anwesend, ich spürte ihre Essenz. Ich sah, dass es ihr gut geht. Ihre nebelartige Präsenz kam auf mich zu, und unsere Energien verschmolzen. Sie teilte mir telepathisch mit, dass sie zu mir zurückkehren werde. Zwei Jahre später gebar ich eine gesunde Tochter. Ich weiß, dass ihre Seele ihr Versprechen gehalten hat.

Kapitel 11
Suizid bei Kindern und Jugendlichen

Der Verlust eines Kindes lässt die Eltern hilflos und ratlos zurück. Wenn sich aber ein Kind oder Jugendlicher das Leben nimmt, hinterlässt das nicht nur gebrochene Herzen, sondern wirft viele Fragen auf: *Hätte ich das irgendwie verhindern können? Warum hast du dir das Leben genommen? Warum hast du nichts gesagt und um Hilfe gebeten?* Viele quälen sich mit unnötigen Selbstvorwürfen und Schuldgefühlen.

Eine Mutter hat sich mit ihrem siebzehnjährigen Sohn kurz vor seinem Suizid gestritten. Sie glaubte, dass ihr Verhalten seinen Entschluss ausgelöst hatte. Jugendsuizid ist ein großes Tabuthema; den betroffenen Eltern fällt es sehr schwer, mit Freunden oder Nachbarn über den Suizid ihres Kindes zu sprechen, schon aus der Angst heraus, verurteilt zu werden. Bei Jugendlichen ist Suizid neben Unfällen die zweithäufigste Todesursache.

Aus der seelischen Perspektive betrachtet geht keine Seele verloren. So gesehen können wir uns gar nicht töten, da das Bewusstsein unsterblich ist. Niemand kann vor sich selbst oder seinen Problemen davonlaufen und in ein Nichts fliehen. Die Entscheidung eines Kindes, sich das Leben zu nehmen, liegt im Bereich der Eigenverantwortlichkeit. Jeder Mensch trägt die Verantwortung für seine Gedanken, Worte und Taten.

Es sei darauf verwiesen, dass nur wenige Kinder unter zwölf Jahren sich das Leben nehmen. Ich habe von einem Fall gelesen, wo ein Mädchen sich mit neun Jahren das Leben genommen hat. Es wurde von seinen Mitschülern gemobbt, bis es die Situation nicht mehr ertragen konnte. Es kommt heute häufiger vor, dass Kinder im Internet bloßgestellt werden. Es gibt einige Fälle von kleinen Kindern, die in der eigenen Familie sexuell missbraucht wurden und sich aus Scham und Schuldgefühlen das Leben genommen haben. In diesen Fällen haben die Angehörigen Anteil an dem, was geschehen ist. Die Verantwortung dafür trifft die Eltern.

Was Medien berichten

In zahlreichen Veröffentlichungen von Medien, die Kontakte mit Verstorbenen herstellen, ist von Kontakten mit Jugendlichen die Rede, die sich das Leben genommen haben. Die vielleicht wichtigste Aussage für Hinterbliebene ist, dass es im Jenseits weder eine Strafe noch eine Verurteilung für den Suizid gibt. Strafe und Verurteilung repräsentieren die menschliche Sicht der Dinge. In der geistigen Welt erfahren wir immer und ausschließlich Hilfe und Verständnis.

Als Angehöriger können wir nur versuchen, die Selbsttötung eines Nahestehenden zu akzeptieren und nicht zu verurteilen. So mancher Jugendliche ist durch bestimmte Umstände oder unlösbare Probleme dem Leben nicht länger gewachsen. Auslöser können Gefühle von Hoffnungslosigkeit, Angst und Eifersucht, innere Leere oder Krankheit sein. Das Leben des Betroffenen ist aus dem Gleichgewicht geraten und hat seinen Sinn für ihn verloren. Im medialen Kontakt teilen junge Menschen eindringlich mit, dass sie die alleinige Verantwortung für ihren Tod übernehmen. Sie machen keinen anderen dafür verantwortlich. Dafür ein paar Beispiele:

> *Ich hörte ein kräftige Jungenstimme, die mich bat: Sag meiner Mutter, dass es mir leidtut. Es war nicht ihre Schuld. Bitte sag ihr, dass ich jetzt glücklich bin. Es geht mir gut. Hier im Himmel habe ich unseren kleinen Hund wiedergefunden. Und bitte sag ihr vor allem, dass ich sie liebe.*[89]

Die Seelen von jungen Menschen, die sich getötet haben, berichten, dass die Entschlossenheit, sterben zu wollen, ihnen Klarheit und Angstfreiheit gebracht hat. Ein junger Mann übermittelte:

> *Nichts hätte mich aufhalten können. Es war einfach Zeit für mich. Ich musste mich von all dem befreien. Ich kann dir versichern, dass es nicht wehgetan hat. Ich habe nicht gelitten. Die Klarheit und Konzentration haben anscheinend Schmerz und Angst von mir genommen. Ich habe einfach nur nach oben geschaut und bin weitergegangen.*[90]

In zahlreichen medialen Sitzungen vermitteln die Verstorbenen, dass sie im Augenblick ihres Todes Frieden empfanden sowie ein Gefühl von Schwerelosigkeit, als die Seele sich vom Körper löste. Eine andere Seele berichtet:

Selbstmord, Tod hat nichts mit menschlichen Unzulänglichkeiten oder gescheiterten Beziehungen zu tun. Ja, meine Mutter ist ein Mensch, und nein, es war nicht alles ideal. Doch was ich getan habe, war allein meine Entscheidung. Sie hat nichts falsch gemacht. Sie hätte auch nicht mehr tun und nichts besser machen oder früher tätig werden können. Das war der Weg, den ich gehen musste, mein Weg.[91]

Viele bedauern nichts und werden ebenso liebevoll in Empfang genommen wie alle anderen. Sie erfahren Leichtigkeit und Liebe.

Solange Eltern sich mit der Warum-Frage quälen, auf die es meistens keine Antwort gibt, können sie den Suizid nicht annehmen. Der Versuch, den Tod, egal wie er herbeigeführt wurde, zu erklären, löst die Trauer nicht auf. Kinder verweisen darauf, dass trotz eines Suizids die Beziehung mit einem Verstorbenen fortgesetzt werden kann. Es geht um Liebe, Mitgefühl, Vergebung und Hoffnung. Nur das vermag den Schmerz zu heilen. Das Medium Hollister Rand schreibt:

Die Liebe und das Mitgefühl, das wir jenen entgegenbringen, die durch ihre eigene Hand gestorben sind, wirken sich auf ihr Leben im Jenseits aus. Liebe erhebt die Seele. Ein fünfzehnjähriges Mädchen, das sich mit einer Überdosis verschreibungspflichtiger Medikamente getötet hatte, erzählte, dass die Liebe ihrer Mutter ihr den Weg in den Himmel erleuchtet habe.[92]

Liebe ist das, was wir mitnehmen in die geistige Welt. Jugendliche, die sich das Leben genommen haben, berichten häufig davon, dass sie die Liebe, die ihnen von ihrem

Umfeld entgegengebracht wurde, erst nach ihrem Tod akzeptieren konnten. Eine Frau erzählte mir:

Julian, sechzehn Jahre alt, verfiel in tiefe Depressionen. Er versuchte, sich aus diesem Kreislauf zu befreien, um mit diesen schwierigen Emotionen umzugehen. Der Junge hatte ein aufbrausendes Temperament, war jedoch auch ein sehr liebevoller Mensch. Es entstand ein Wutstau, dem er nicht ins Auge blicken konnte. Dadurch fand Julian sein Gleichgewicht nicht mehr und verschloss sich vor sich selbst. Er fühlte sich wie tot und abgeschnitten von seinen Gefühlen. Er konnte die Liebe seiner Familie und seiner Freunde nicht mehr spüren. Er nahm sich das Leben, um sich aus diesem Abgeschnittensein und seiner inneren Leere zu befreien. Der Akt der Verzweiflung war gleichzeitig ein Akt der Hoffnung auf Veränderung. Nach seinem Tod konnte er seine Gefühle wieder wahrnehmen und erfuhr tiefes Mitgefühl auf der anderen Seite. Ein Suizid kann durchaus ein Katalysator für die Seele sein – zum Wachstum und zum Licht.

Julians Seele durchlief einen intensiven geistigen Wachstumsprozess. Ein Suizid wird von der Seele nicht vorausgeplant, obwohl die Möglichkeit besteht, aufgrund von Problemen oder Krisen, dass sich eine verkörperte Seele das Leben nehmen kann. Es geht immer um die Entscheidungen, die getroffen werden, und um die Frage, wie ein Mensch mit den auftretenden Schwierigkeiten umgeht.

Schuldgefühle und Selbstvorwürfe sind menschliche Reaktionen auf einen Suizid. Viele Menschen neigen dazu, darüber nachzudenken, was sie anders hätten machen können. Andere werden wütend auf die Person, die sich das Leben genommen hat, da sie glauben, dass es verhinderbar gewesen wäre. Doch jede Seele befindet sich auf ihrem eigenen Weg und bestimmt den Verlauf ihres Lebens selbst – sonst gäbe es keine Selbstverantwortung. Es steht nicht in der Macht eines Angehörigen, einen Suizid zu verhindern. Wir können nur versuchen zu akzeptieren, was ist.

Bill hatte sich das Leben genommen. Mithilfe eines Mediums sprach eine Freundin mit ihm und erzählte ihm von den beiden Geschwistern Dan und Denise. An dem Abend, als Dan mit seiner Schwester Denise verabredet war, nahm er sich das Leben. Denise hatte den Termin abgesagt und fühlte sich schuldig, weil sie meinte, sie hätte das Leben ihres Bruders retten können. Bill erklärte ihr:

> *Selbst wenn sie mit ihm essen gegangen wäre, hätte Dan immer noch bereit sein müssen, sich ihr gegenüber zu öffnen, sodass sie etwas hätte bewirken können. Wäre er dazu bereit gewesen, hätte jemand aufgrund dieser Öffnung zu ihm durchdringen können – in diesem Fall Denise. Und wenn sie es nicht getan hätte, hätte es jemand anderes getan. Etwas so Einfaches wie ein Lächeln oder ein freundliches Wort von irgendjemandem hätte schon einen Unterschied gemacht. Hätte Dan Hilfe gebraucht, um eine neue Richtung einzuschlagen, dann wäre jemand da gewesen. Unsere Bedürfnisse werden immer beantwortet.*[93]

Das ist eine sehr bemerkenswerte Aussage der geistigen Welt. Jeder Suizid, der verhindert werden *kann,* wird es auch. Diese Einsicht kann vielen Menschen ihre Schuldgefühle nehmen. Wenn jemand nicht sterben will, öffnet er sich wieder dem Leben. Das Universum reagiert darauf und lässt hilfsbereite Personen oder Kräfte in das Leben des Betroffenen kommen. Wenn es äußere Kräfte gibt, die einen Suizid verhindern können, dann wird er verhindert.

Andererseits ist es eine Tatsache, dass man anderen oft nicht helfen kann, selbst wenn es das eigene Kind ist. Es erfordert Akzeptanz und Demut, einzusehen, dass bestimmte Ereignisse nicht verhindert werden können. Eine Frau berichtete mir:

Mein achtzehnjähriger Sohn Marco nahm sich völlig überraschend das Leben. Es gab nicht die geringsten Anzeichen für eine Suizidgefährdung. Er war gesund, rauchte nicht und nahm keine Drogen. Marco war sehr ausgeglichen, hatte eine Freundin und war sehr beliebt bei all seinen Freunden. Niemand konnte sich erklären, warum er sich das Leben genommen hatte. In meiner Verzweiflung suchte ich ein Medium auf. Mein Sohn übermittelte mir: Mein Leben war in Ordnung, Mama, und niemand hat Schuld. Erst nach meinem Tod erkannte ich, dass ich auf der Seelenebene unbewusst ahnte, dass sich in meinem Körper ein unheilbarer Gehirntumor entwickelte. Deshalb habe ich es getan. Ich wusste, ich muss gehen. Es war eine Entscheidung im Einklang mit meiner Seele. Mein Bewusstsein war intakt, und ich war mir der Auswirkungen meines Lebens auf mich selbst und andere bewusst. Mein Suizid war eine Entscheidung aus meinem Herzbewusstsein heraus – natürlich unbewusst –, dass ich durch die sich anbahnende Erkrankung meine Lebensziele nicht würde erreichen können.

Wir sind als Menschen nicht Herr über Leben oder Tod. Was auch immer geschehen mag, geschieht notwendig und ist in ein höheres Sein eingebunden. Eine Selbsttötung gelingt nur, wenn sie im Einklang mit der Seele steht. Dann können wir einen Suizid, der eine Entscheidung eines bestimmten Menschen ist, nicht verhindern. Jede Seele geht ihren eigenen Weg durchs Leben und handelt nach eigenen Gesetzmäßigkeiten. Durch die Entscheidungen, die wir treffen, übernehmen wir die Verantwortung für uns selbst. Die Seele macht so viele Erfahrungen, wie es für sie möglich ist. Dazu kann auch ein Suizid gehören. Ob jemand stirbt oder nicht, liegt in der Entscheidung der Seele. Kein Tod ist zufällig.

Ein Blick auf die Suizidstatistiken bestätigt diese Aussage. Von 100 Prozent, die einen Suizidversuch unternehmen, überleben 90 Prozent, die anderen 10 Prozent sterben. Beispielsweise wird ein Mensch rechtzeitig gefunden, ein anderer springt vom Dach eines Hochhauses und bleibt wie durch ein Wunder ohne größere Verletzungen. Ein weiterer nimmt nur eine geringe Dosis eines Schlafmittels und stirbt. Tod oder Überleben sind nicht zufällig. Der freie Wille des Menschen vermag sein Leben durch eigenes Eingreifen zu beenden – vermag aber nicht gegen die eigene Seele zu handeln.

Der Weg der Seele nach einem Suizid

Ganz unabhängig von der Todesart wird der Austritt der Seele aus dem Körper immer als leicht beschrieben. Das ist verbunden mit Gefühlen von Frieden, Erlösung, Leichtigkeit und Freiheit. Ein junges Mädchen, das sich das Leben genommen hatte, übermittelte:

Es gab für mich kein Bedauern, keinen Schmerz und kein Zurück. Ich konnte nur noch nach vorne blicken, und dort sah ich das strahlendste Licht. Alles, was ich sehen konnte, war Licht, und ich fühlte mich so leicht, so voller Frieden ... Mein Geist war größer als mein Körper. Mein Geist hat den Körper verlassen, ohne zu leiden, damit ich nach Hause gehen konnte. Der Tod ist so etwas wie spirituelle Wehen, durch die wir neu geboren werden.[94]

Wenn ein Kind oder Jugendlicher stirbt, sind immer geistige Helfer anwesend, die dabei behilflich sind, dass das Kind seine alten Seelenqualitäten wiedererinnert. Es geht darum, die Reife der Seele zurückzuerlangen. Wir sind alle alte Seelen und haben nicht nur einmal gelebt. In einer medialen Durchgabe eines dreizehnjährigen Jungen heißt es: »Ob Selbstmord oder natürlicher Tod, auf eine bestimmte Weise hat man immer mit daran geplant, und wenn man in dieser Sphäre hier ist, wird man sich dessen auch wieder bewusst. Der eigene Grad an Bewusstheit bestimmt auch, was man lernt.«[95]

Menschen, die sich das Leben genommen haben, erfahren nach ihrem Übergang Mitgefühl, Liebe und Hilfe. Sie geraten keineswegs in eine wie auch immer geartete Hölle. Jegliche Kommunikation erfolgt über das Herzbewusstsein durch eine für uns unfassbare bedingungslose Liebe, durch die sich negative Gedankenkreise auflösen. Während unseres Lebens werden wir vom Egoverstand dominiert. Alles Leid entsteht aus dem inneren Widerstand, den zugrunde liegenden Schmerz zuzulassen, den wir allzu gerne verdrängen, oder wir machen andere dafür verantwortlich. Erst wenn die Liebe die Führung übernimmt, lösen sich negative Gedanken auf. Wenn wir sterben, erwachen wir in die Liebe. Gott ist Liebe, und das Jenseits ist ein Ort der Heilung und der Erholung. Das gilt für jede Seele, unabhängig davon, wie sie gestorben ist.

Der Übergang als solcher ist für alle Menschen gleich. Ob durch Nahtoderfahrungen, mediale Aussagen, direkte Kommunikation mit Verstorbenen oder durch Rückführung werden stets die gleichen Abläufe geschildert. Zunächst durchqueren wir einen Tunnel, dunkle Wolken oder Landschaften. Die Seele ist befreit durch die Begrenzung durch den Körper und erlebt eine gewaltige Bewusstseinserweiterung. Alles wird gleichzeitig zugänglich, Raum und Zeit existieren nicht mehr. Eine junge Frau, die mit neunzehn Jahren Suizid beging, übermittelte:

> *In dem Moment, als ich meinen Körper verließ, fühlte ich zum ersten Mal Frieden. Mein Körper und mein Leben auf der Erde fühlten sich wie kalte, mit Wasser vollgesogene Kleider an. Sobald ich diese Pillen geschluckt hatte, wurde mir warm. Irgendwer hüllte mich in Liebe ein, ich glaube, es war ein Engel. Dann sah ich meine Großmutter und den Geist meiner kleinen Tochter, die ich nicht zur Welt gebracht hatte. Ich war in der geistigen Welt. Seit ich hier bin, habe ich nichts anderes erfahren als völlige Akzeptanz, Unterstützung und allgegenwärtige Liebe.*[96]

Hier wird ein weiterer wichtiger Aspekt des Überganges benannt: Niemand stirbt allein. Wir werden von denen willkommen geheißen, die uns vorausgegangen sind und von denen wir in Wirklichkeit nie getrennt waren. Das können Familienmitglieder sein, Engel, Haustiere oder unser spiritueller Führer. Sie nehmen uns in Empfang in einer Atmosphäre bedingungsloser Liebe und unterstützen und begleiten uns in der Eingewöhnungsphase. Diese Art von Akzeptanz, Freundlichkeit und Güte hat eine heilsame Wirkung. Diese Wesen erscheinen in menschlicher oder menschenähnlicher Gestalt: als Licht, Energiekugel oder Engel. Sie werden meistens als androgyn wahrgenommen. Wenn wir dann bereit sind, erfahren wir die Lebensrückschau. Dabei werden wir nicht nur aus der Perspektive, wie wir selbst unser Leben erlebt haben, mit uns selbst konfrontiert, sondern erleben auch die Auswirkungen unser Gedanken, Worte und Taten auf andere Menschen.

Der Rückblick auf das vorangegangene Leben ist ein machtvoller Reinigungsprozess, bei dem niemand von außen verurteilt wird. Es ist die Konfrontation mit der Eigenverantwortung, vor allem der Erkenntnis unserer Entscheidungen und deren Folgen. Die Seele bringt Dinge zum Abschluss, vermag anderen zu verzeihen, um sich geistig weiterzuentwickeln. Dann hat sie mit ihrem Leben Frieden geschlossen. Die Phase der Erinnerung beruht auf der Erkenntnis, ein ewiges Wesen und ein niemals endendes Bewusstsein zu sein.

Es folgt eine Phase der Ruhe und Stille. Manche Quellen sprechen auch von einem Heilschlaf, um neue Energie zu tanken. Die Seele wird erneuert und gestärkt, um ihren anstehenden geistigen Aufgaben gerecht zu werden. Wir erfahren Unterstützung, damit wir uns so annehmen können, wie wir wirklich sind. Es gibt keinen dunklen Ort. Die Lebensrückschau ist in Wirklichkeit ein Ort des Auflösens, der Reinigung und des Loslassens unserer inneren Widerstände. Jeder erwacht auf der anderen Seite in die Liebe. Nur wenn eine Seele ihren Tod nicht akzeptieren kann oder durch Hass, Rachsucht oder Gier an Personen oder Ort gebunden bleibt, kann sie in einem vorübergehenden, selbst gewählten Bewusstseinszustand stecken bleiben. Das unterliegt einer eigenen Entscheidung, bis die Seele bereit ist, weiterzugehen. Hilfe ist immer da.

Nicht leben zu wollen ist Ausdruck eines längeren Selbstfindungsprozesses, in welchem tiefe Depressionen, Verluste, Trennungen, Enttäuschungen und psychische Krisen das Leben unerträglich werden lassen. So mancher wird gezwungen, Dinge zu ertragen, die er nicht gewollt hat. Der innere Druck kann sich mitunter über Jahre erstrecken, sodass Betroffene das Gefühl haben, zwischen Leben und Tod festzustecken. Das ist verbunden mit tiefen Leid- und Schmerzerfahrungen, wodurch so mancher an die Grenzen seiner Belastbarkeit stößt. Aus spiritueller Sicht ist Suizid weder falsch noch ein Unrecht: Er ist eine Möglichkeit, eine Wahl, die dem Menschen offensteht. Was im Innern eines Menschen während einer suizidalen Krise vor sich geht, können wir im Außen nicht erkennen. Es steht uns nicht zu, über den damit einhergehenden Leidensdruck ein Urteil zu fällen. Die Entscheidung, sich das Leben zu nehmen, wird nicht aus einer bestimmten Situation heraus getroffen, sondern ist verbunden mit einem längeren inneren Prozess. Manche bleiben in einem sie hemmenden Bewusstseinszustand aus Traurigkeit und Schmerz stecken und finden keinen Ausweg.

Innerlich wissen sie, dass sie unter den gegebenen Umständen die für ihr Leben vorgenommenen Ziele nicht erreichen können. Das geht einher mit einem Gefühl von Sinnlosigkeit und Scheitern. Das suizidale Bewusstsein ist sozusagen eine innere geschlossene Welt, zu der Angehörige selten Zugang finden, vor allem bei schweren psychischen Erkrankungen. Es gibt psychische Verfassungen und Belastungen, die auf Erden nicht zu heilen sind. Wenn eine Seele wirklich gehen will, wird sie einen Weg in die andere Welt finden, und nichts und niemand kann sie davon abhalten. Es ist immer eine Entscheidung des freien Willens, in die auch Gott nicht eingreift.

Suizidgedanken nach dem Tod eines Kindes

Verwaiste Eltern berichten häufig davon, dass sie nach dem Tod ihres Kindes am liebsten sterben wollen. Manche überlegen ernsthaft, sich das Leben zu nehmen.

Miriam erzählte in einem Seminar, dass sie nach dem Tod ihres elfjährigen Sohnes Mirko lange daran gedacht habe, sich das Leben zu nehmen. Wenn sie von der Arbeit nach Hause fuhr, hielt sie oft an den Bahngleisen an und dachte darüber nach, wie es wäre, zu sterben. Eine andere Frau wurde von einer starken Todessehnsucht heimgesucht. Der Todeswunsch verfolgte sie über mehrere Monate. Silvia nahm nach dem Unfalltod ihres dreijährigen Sohnes Daniel eine Überdosis Tabletten, um den Schmerz zu entfliehen.

Das Leben erscheint den Betroffenen als ungerecht, sinnlos und grausam. Sie suchen überall nach den Spuren ihres verlorenen Kindes. Neben Schmerz und Verzweiflung sind alle Gefühle verstummt. Sie sind von einer inneren Leere erfüllt, und selbst nahestehende Angehörige erreichen sie nicht in ihrem Kummer. Dabei bleibt aber immer die Hoffnung bestehen, irgendwann ins Leben zurückzukehren.

Gleichzeitig werden trauernde Eltern von Wut, Zorn

und Aggression gepackt. Mitgefühl, Liebe, Toleranz gegenüber anderen gehen verloren.

Am Tag nach dem Tod ihres drei Tage alten Babys, als Monica wieder zu Hause war, konnte sie den Tod nicht akzeptieren. Sie hatte ihr Kind nie im Arm gehalten und war auch nicht bei seiner Beerdigung gewesen, für die ihre Eltern gesorgt hatten. Verzweiflung, Schuldgefühle oder Reue standen neben der Liebe und Zuneigung für das verstorbene Kind. Diesen Zwiespalt konnte sie irgendwann nicht mehr aushalten; Monica nahm sich das Leben.

Auch andere Familienmitglieder denken bisweilen über eine Selbsttötung nach, wenn eine Schwester, ein Bruder oder ein Enkel verstorben ist. Eine Frau erzählte mir:

Nachdem mein neunzehnjähriger Sohn bei einem Verkehrsunfall ums Leben kam, nahm sich mein Mann drei Monate später das Leben. Er hinterließ einen Abschiedsbrief, in dem er um Vergebung bat. Er konnte einfach den Tod seines Sohnes nicht verarbeiten. Der Schmerz und die Starre, die tiefen Depressionen, die er entwickelte, ließen ihm keine andere Wahl. Die übergroße Sehnsucht nach seinem Sohn führte zu dem Wunsch, ihm im Himmel wiederzubegegnen.

In derartigen Ausnahmesituationen ist es für Angehörige überaus hilfreich, ihre zwiespältigen Gefühle zum Ausdruck zu bringen. Es ist wichtig, ehrlich und unverblümt auch die negativsten Gefühle anzusprechen. Das ist notwendig und heilsam. Hilfreich können auch Gruppen für verwaiste Eltern sein.

Kapitel 12

Begegnungen mit verstorbenen Kindern

Wir wissen nicht, warum manche Menschen Nachtodkontakte erleben und andere nicht. Manche werden im Augenblick des Todes von soeben Verstorbenen kontaktiert, andere erhalten Zeichen von deren Anwesenheit erst nach vielen Jahren. Manche hören Stimmen, andere erleben überaus reale Begegnungen oder Visionen. Je mehr wir unseren Wahrnehmungen und Gefühlen vertrauen, desto mehr erkennen wir, dass Nachtodkontakte in ihren unterschiedlichen Erscheinungen tatsächlich geschehen.

Ich habe in den letzten vierzig Jahren mit unzähligen Menschen darüber gesprochen und dabei Fallbeispiele gesammelt und dokumentiert. Für mich ist auf diese Weise klar geworden, dass Nachtod-Begegnungen nicht nur echt und real sind, sondern darüber hinaus ein starker Beweis für das Fortleben eines Individuums nach dem Tod.

Spontan auftretende Kontakte mit Verstorbenen sind Phänomene, die mindestens von der Hälfte der jeweiligen Bevölkerung eines Landes überall auf der Welt erlebt werden.

Wer derartige Kontaktversuche eines Verstorbenen wahrnehmen kann, fühlt sich getröstet und weiß dann, dass wir nie allein sind. Die zahlreichen Berichte über derartige Phänomene haben auf die Hinterbliebenen eine beruhigende Wirkung. Das trifft in besonderer Weise nach dem Tod eines Kindes zu. Mögen die folgenden Berichte Hoffnung und Heilung bringen.

Der Verlust eines Kindes ist für Eltern unfassbar. Hoffnungen, Träume und Pläne für ihr Kind sind vernichtet. Ob das Kind im Mutterleib, bei der Geburt oder danach gestorben ist, der Verlust bleibt unvorstellbar. Verwaiste Eltern müssen einen Weg finden, den Kummer, den Schmerz und Verlust zu überstehen. Dafür kann es hilfreich sein, die spirituellen Dimensionen in der Beziehung zu dem Kind zu erkennen.

Hinterbliebene berichten von transzendenten Erlebnissen vor und nach dem Tod eines Kindes. Das sind reale Erfahrungen, die den Trauernden Heilung bringen. Wer erlebt, dass ein verstorbenes Kind nach wie vor präsent ist und am eigenen Leben teilnimmt, kann das Verlustgefühl in eine Erfahrung liebevoller Nähe und Gegenwart verwandeln. Vielfältige Erlebnisse verweisen darauf, dass Kinder, die die Welt früh verlassen haben, an einem anderen Ort wohlauf sind. Die Verstorbenen hören unsere Gedanken und wollen uns durch ihre Präsenz trösten. Sie senden vielfältige Zeichen der Hoffnung und vermitteln, dass sie glücklich, gesund und unversehrt sind, da, wo sie sich jetzt aufhalten. Begegnungen mit Verstorbenen in Zeiten der Not, des Schmerzes und der Trauer sind eindeutige Hinweise auf ein Leben nach dem Tod.

Viele Eltern erhalten Besuche von ihren verstorbenen Kindern. Nachtodkontakte können aber nicht von uns selbst herbeigeführt werden. Sie gehen stets von dem Verstorbenen aus und treten spontan in Alltagssituationen auf, ohne dass der Erlebende an den Verstorbenen gedacht haben muss. Jegliche Art von Kontaktaufnahme erweist sich als hilfreich für die trauernden Eltern. Nicht nur

Eltern erhalten Botschaften, sondern auch Geschwister haben Kontakt zum verstorbenen Bruder oder der Schwester. Zwei Wochen nach dem Tod des elfjährigen Jonas berichtete sein jüngerer Bruder davon, dass Jonas ihn öfters besuche und mit ihm spiele.

Eine Frau erzählte in einem Seminar:

Mein Sohn Mike starb mit vier Jahren an einer Hirnhautentzündung. Die Ärzte taten alles, um sein Leben zu retten, doch vergeblich. Schon bald nach seinem Tod spürte ich immer wieder seine Gegenwart. Wärme und Liebe hüllten mich ein. Auch sein älterer Bruder Theo, damals sieben Jahre alt, spürte die vertraute Nähe seines Bruders. Zwei Wochen später erlebte er eine Begegnung im Traum, eine Art Vision. Das Verblüffende daran war, dass sich Mike ihm mit einem Teddybär und einem weiteren Stofftier im Arm zeigte. Das waren unsere Grabbeigaben, die wir vor seiner Beerdigung in den Sarg gelegt hatten. Theo wusste nichts davon. Für mich war das ein eindeutiger Beweis, dass mein Sohn weiterlebt. Das hat mir neuen Lebensmut gegeben.

Es gibt auch Fälle, wo ein Verstorbener von einem Freund gesehen wurde, der noch gar nichts vom Tod des Jungen wusste. Eine andere Frau sagte über ein Gegenwartsempfinden ihrer verstorbenen Tochter:

Es ist kaum in Worte zu fassen, diese unbeschreibliche Begegnung mit der bedingungslosen Liebe, von der in den Nahtoderfahrungen häufig die Rede ist. Miriam stand hinter mir, und ich wurde durchdrungen von einem wundervollen Gefühl reiner Liebe, wie ich es noch nie zuvor erlebt hatte. Das kann man weder beschreiben noch erklären. Ich fühlte ihre Liebe körperlich.

Timo stürzte in den Bergen bei einer Klettertour ab und verstarb noch an der Unfallstelle. Das war ein Schock, da der Siebzehnjährige plötzlich und unerwartet verstarb. Die Eltern waren untröstlich. Timos Handy wurde beim Absturz nicht zerstört. Die Eltern versuchten nach dem Tod, Zugang zu den Daten des Handys zu erlangen, doch sie kannten die PIN nicht. In derselben Nacht erschien Timo seiner Mutter im Traum. Er war völlig unversehrt und strahlte. Dann übermittelte er seiner Mutter die Handy-PIN. Am nächsten Morgen zweifelte die Mutter an der Richtigkeit ihrer Vision, stellte aber fest, dass die PIN richtig war. Dies ist ein klares Beispiel dafür, dass Verstorbene direkt auf unsere Gedanken und Bedürfnisse in Zeiten der Not eingehen.

Der erst zweijährige Bernard fiel in einem unbeaufsichtigten Augenblick in den Swimmingpool und ertrank. Die Familie wäre an diesem Unglück fast zerbrochen, zumal sich die Eltern große Vorwürfe machten und von Schuldgefühlen geplagt waren. Bernards Bruder Michael war damals sechs Jahre alt. Kurz nach Bernards Tod erhielt er einen überraschenden Besuch. Dreißig Jahre später erzählte er in einem Seminar:

Ich bemerkte ein helles Licht vor meiner Zimmertür. Ich stand auf, ging ins Wohnzimmer und sah Bernard auf dem Boden vor dem Fernseher sitzen. Er war eingehüllt in ein helles Licht und begrüßte mich freudig. Er spielte das Videospiel, das wir immer zusammen gespielt haben. Er sagte, dass es ihm gut gehe und dass alles in Ordnung sei. Es sei nicht die Schuld der Eltern.

Dann verschwand die Erscheinung meines Bruders. Am nächsten Tag erzählte ich meinen Eltern von meinem Erlebnis, und es half ihnen dabei, seinen Tod zu akzeptieren.

Jeder Nachtodkontakt ist einzigartig, da er an eine bestimmte Person gerichtet ist und von einer gemeinsamen Vergangenheit und Geschichte geprägt ist. Das trifft in besonderer Weise zu, wenn ein verstorbenes Kind den Kontakt herstellt. Die Botschaften, die übermittelt werden, sind von Liebe durchdrungen und schenken Zuversicht. Kinder ermutigen ihre trauernden Eltern, ihren Schmerz hinter sich zu lassen: »Ich bin immer bei dir!« – »Es geht mir gut, wir werden uns wiedersehen.«

Eine Frau erzählte mir von ihrem sterbenden Großvater:

Er hatte eine erstaunliche Vision von einem Kind aus der Familie, von dem er bisher nichts gewusst hatte. Ich brach in Tränen aus. Vor Jahren hatte ich eine frühe Fehlgeburt erlebt, aber niemandem davon berichtet. Ich trauerte heimlich immer noch um den Verlust des Kindes. Mein Opa fragte mich, warum wir das Baby nicht beerdigt hätten. Ich erklärte ihm, dass ich das Baby so früh in der Schwangerschaft verloren hatte, als es noch keinen Leib hatte.

Aus diesem Beispiel kann der Schluss gezogen werden, dass keine Seele verloren gehen kann. Weder durch Fehlgeburt noch durch Abtreibung oder tödlich verlaufende Erkrankungen. Im Folgenden werde ich unterschiedliche Formen von Nachtodkontakten mit Kindern vorstellen.

Das Fühlen einer unsichtbaren Gegenwart

Eine der häufigsten Erfahrungen, von denen trauernde Eltern berichten, ist das Gegenwartsempfinden. Wie aus dem Nichts erleben sie konkret, dass sich ihr verstorbenes Kind in der Nähe befindet. Das ist ein Erleben mit einem Anfang und einem Ende. Manche fühlen die Stimmung des Kindes ebenso, wie sie Botschaften erhalten. Es handelt sich um eine äußerst lebensechte, reale Erfahrung. Die Erlebenden wissen intuitiv, wer sich mit ihnen im Raum befindet – ob es sich nun um die verstorbene Mutter handelt, einen Bruder oder ein bestimmtes Kind. Sie spüren die spezifische Ausstrahlung und Nähe, was häufig mit dem Gefühl einhergeht, von Liebe und Wärme durchdrungen zu werden.

Das Phänomen geht von den Verstorbenen aus und kann weder erzwungen noch manipuliert werden. Es tritt spontan in alltäglichen Situationen auf, ohne dass die Eltern an ihr Kind gedacht haben müssen. Durch die vertraute Nähe oder Präsenz wird das individuelle Energiemuster eines bestimmten Verstorbenen gefühlt. Viele Menschen kennen das Gefühl, dass ein geliebter Mensch auch nach seinem Tod über uns wacht. Der physische Tod ist niemals das Ende einer von Liebe getragenen Beziehung.

Gina, deren Sohn Andrew mit fünf Jahren an einem Herzstillstand verstarb, berichtet:

Ich spüre die Präsenz meines Sohnes eigentlich ständig. Andrews Geist war stets ein großer Trost für mich und ein wahres Licht in meiner Welt. Seit seinem Tod ver-

misse ich natürlich sein physisches Dasein. Dennoch bin ich sehr dankbar dafür, wie seine Seele weiterhin an meinem und unserem Leben teilnimmt ... Zum ersten Mal spürte ich bis ins Innerste hinein, dass es meinem Jungen gut geht. Ich bin überzeugt, dass mein Sohn in Sicherheit und bei Gott ist. Ich bin auf ewig dankbar für seine Präsenz in meinem Leben.[97]

Das Gefühl der konkreten Präsenz eines Verstorbenen ist ein weitverbreitetes, universales Geschehen. Die Verstorbenen lassen uns wissen, dass wir alle, im Jenseits wie im Diesseits, nicht voneinander getrennt sind. Die Kontakte vermitteln Liebe, Geborgenheit, Versöhnung und Angenommensein. Wir alle sind schon jetzt ein Teil des *einen* Geistes.

Das Empfinden der Gegenwart tritt in verschiedenen Formen in Erscheinung: durch die Wahrnehmung von Gerüchen, symbolische Zeichen, akustische Wahrnehmung wie auch durch körperliche Berührungen. Unsere Liebe verbindet uns mit der geistigen Welt. Wer sich der geistigen Gegenwart zu öffnen vermag, kann eine intensive Präsenzerfahrung mit seinem verstorbenen Kind erleben. Liebe und Wärme breiten sich von innen nach außen aus in einer vorher nicht gekannten Gefühlsintensität, was mitunter einen Schwebezustand und ein erweitertes Bewusstsein ermöglicht. Ein Mann schrieb mir:

Meine fünfzehnjährige Tochter Jule wurde von einem Motorradfahrer überfahren. Meine Frau und ich haderten lange Zeit mit Gott, und wir waren wie versteinert. Ich konnte einfach nicht fassen, was geschehen war. Ich grübelte zu viel und konnte nachts nicht schlafen. Eines Abends wurde ich auf dem Sofa liegend von einer Minute zur anderen von einer tiefen inneren Wärme und Liebe erfasst. Ich fühlte, dass Jule anwesend war. Ich erlebte einen tiefen inneren Frieden. Die Nähe und Liebe, mit der sie mich durchdrang, war unglaublich stark. Ich fühlte mich geborgen und umhüllt von meiner Tochter. Sie teilte mir telepathisch mit, dass ich mir keine Sorgen machen solle. Sie fühle sich wohl, wo sie jetzt sei, und sie würde mich und meine Frau weiterhin begleiten. Das gab mir die Kraft, mich dem Leben wieder zuzuwenden.

Ein Gegenwartsempfinden kann sich zu jeder Zeit einstellen. Viele erleben es kurz nach dem Tod, es kann aber auch Jahre später erfolgen. In der geistigen Welt sind Raum und Zeit aufgehoben. Der Verstorbene kann uns etwas mitteilen, wann und wo es ihm beliebt. Die Innigkeit des Durchströmtwerdens drückt sich in der Verschmelzung der Energie der Liebe des Verstorbenen mit dem Energiefeld des Angehörigen aus. In einem Bericht heißt es:

Ich spürte die Gegenwart meiner verstorbenen Tochter. Ich war durchdrungen und eingehüllt von ihrer Liebe, die reine Magie, absolute Nähe und Verschmelzung war. Es war ein euphorischer Schwebezustand, stärker als alles, was ich je an Liebe erfahren habe.

Verwaiste Eltern berichten davon, dass sie beim Erleben der Gegenwart ihres Kindes dessen Energie wie eine Umarmung gespürt haben. Oft hielt dieses Gefühl liebevoller Wärme mehrere Tage an. Dadurch erlangten sie die absolute Gewissheit, dass ihr Kind einen Weg gefunden hatte, sich mit seinen Eltern zu verständigen. Sie sind überaus dankbar für die leisen und feinen Zeichen, die übermittelt werden. Mitunter gelingt es sogar, über längere Zeiträume eine Nachtodkommunikation zu führen, in der ein verstorbenes Kind über seine Erfahrungen und Entwicklungen in der geistigen Welt berichtet.

Ein Nachtodkontakt stellt sich auch dann ein, wenn die Eltern traurig sind, es ihnen schlecht geht oder sie Angst bekommen. Die Betroffenen sehen und fühlen die Zeichen, aber es fällt ihnen schwer, darüber mit anderen zu sprechen. Sie behalten ihre Erfahrungen wie einen Schatz im Herzen und fühlen sich getröstet durch die Präsenz ihres Kindes. Irene spürte sechs Jahre nach dem Tod ihrer Tochter während eines Spaziergangs, dass sie plötzlich neben ihr war.

> *Plötzlich wusste ich, dass Tracy neben mir war. Sie ging mit mir im Gleichschritt – wir marschierten gemeinsam, schnell und zielbewusst nebeneinander her. Ich empfand eine überwältigende Liebe und Freude. Es war unglaublich. Es war, als würde ich das Glück mit einem tiefen Atemzug in mich einsaugen. Es ist, wie wenn jemand neben einem hergeht und man dabei nach vorne schaut. Man weiß, dass der andere da ist. Man fühlt es, und der Körper spürt, dass jemand gegenwärtig ist. Genau das habe ich gefühlt.*[98]

Ein Nachtodkontakt geschieht aus völlig heiterem Himmel, aus keinem erkennbaren Grund oder Anlass. Es ist ein Augenblick der spirituellen Vereinigung zwischen den Welten. Der Verstorbene vermittelt uns das innere Wissen, dass das Leben nach dem Tod weitergeht.

Trauernde Eltern fragen sich oft, wer sich in der anderen Welt um ihr Kind kümmert. Aus der Vielzahl dokumentierter Erfahrungen lässt sich der Schluss ziehen, dass es nicht an liebevollen Betreuern mangelt. Es gibt unzählige spirituelle Helfer, die unsere Lieben willkommen heißen und ihnen beistehen, wenn sie sterben.

Helene verlor ihren Mann mit dreiundzwanzig Jahren durch einen plötzlichen Herztod. Ihre Tochter Lilli aus ihrer zweiten Ehe verstarb mit drei Jahren infolge einer Hirnhautentzündung. Wenige Monate nach dem Tod ihrer Tochter spürte sie intensiv die Gegenwart ihres verstorbenen Mannes Chris. Sie fühlte seine Liebe und Wärme, doch sie fragte ihn in Gedanken, wie es ihrer Tochter gehe. Sie spürte, dass Lilli bei ihm war. Chris übermittelte ihr telepathisch, dass er auf Lilli aufpassen werde. Ganz plötzlich fühlte sie die Energie ihrer Tochter bei sich. Sie vermittelte telepathisch, dass es ihr gut gehe und dass sich zahlreiche Helfer um sie kümmerten. Helene brach in Tränen aus; gleichzeitig fühlte sie sich auf überirdische Weise getröstet. Sie wusste nun, dass es ihrem kleinen Mädchen gut ging und dass sie nicht alleine war. Sie fand ihren Seelenfrieden.

Geräusche, Stimmen und Klänge

Hinterbliebene berichten, die Stimme ihres Kindes im Außen oder im Innern gehört zu haben. Unsere fünf Sinne – Hören, Riechen, Sehen, Schmecken, Tasten – sind bei den Nachtodkontakten involviert. Für trauernde Eltern ist es ein besonderes Geschenk, die Stimme ihres Kindes zu vernehmen. Derartiges geschieht immer wieder auf wunderbare Weise, auch wenn sich viele nicht vorstellen können, die Stimme eines Verstorbenen wahrzunehmen. Die

Seele überlebt den physischen Tod und existiert auf einer geistigen Ebene weiter. Sie vermag über die Sinne des Menschen Zeichen ihrer Anwesenheit zu vermitteln und auch Menschen direkt anzusprechen. Manche hören kindliches Fußgetrappel im Flur, selbst wenn ihr Kind zu Lebzeiten nicht laufen konnte. Sie erkennen dann, dass ihr Kind wieder ganz und heil ist und nicht länger den Grenzen körperlicher Einschränkung unterworfen ist. Das Kind ist befreit von der Last seiner Behinderung und vermag alle Dinge zu tun, die ihm zu Lebzeiten verwehrt wurden. Das ist für Eltern überaus tröstlich und heilend.

Vail lebte nur achtzehn Monate. Er wurde mit einer unheilbaren neurologischen Störung geboren. Seine Mutter berichtet:

> *Glen und ich lagen spät abends im Bett und lasen Zeitung. Auf einmal hörten wir das Geräusch auf und ab rennender kleiner Füße im Flur vor dem Schlafzimmer. Es klang dumpf und entfernt, aber es war eindeutig da. Wir sahen uns verwirrt und etwas erschrocken an. Ich schoss aus dem Bett und rannte in den Flur hinaus. Niemand war dort. Als ich ins Schlafzimmer zurückkam, lächelten wir beide schon breit und triumphierend. Wir wussten, dass das Vails Werk war. Es gab keine andere Erklärung.*[99]

Mitunter wird berichtet, dass ein Spielinstrument plötzlich die Lieblingsmelodie erklingen lässt. Klänge sind eine von vielen Möglichkeiten, durch die verstorbene Kinder ihre Angehörigen darauf aufmerksam machen, dass sie nach wie vor da sind.

Eine Frau erzählte vom plötzlichen Tod ihres achtzehn Monate alten Sohnes. Er liebte Musik und sang gerne, und er spielte besonders gern mit einem großen Musikschiebewagen.

Ein paar Tage nach seinem Tod fing das Gerät ganz von allein an, seine Lieblingsmusik zu spielen. Es stand weit von uns entfernt, und niemand hatte es berührt. Wie aus dem Nichts erklang die Musik, was mich zunächst erschreckte. Auch meinen Mann, der neben mir saß. Doch dann erkannten wir, dass unser Sohn uns wissen ließ, dass er bei uns war und es ihm gut ging.

David hatte schwere Gesundheitsprobleme, die er nicht länger ertragen konnte. Er nahm sich das Leben. Seine Mutter erlebte Folgendes:

Auf einmal hörte ich etwas ans Eisentor schlagen, und Davids Stimme erklang laut und klar: Ich bin da! Ich war erschrocken, aufgeregt und beschwingt – alles zur selben Zeit. Unser Sohn teilte mir mit, dass er noch immer bei uns sei. Dass sein Leiden ein Ende hatte und es ihm endlich gut ginge. An diesem Tag verschaffte er uns eine unglaubliche Gewissheit.[100]

Ein Mann berichtet:

Etwa ein Jahr nach Harrys Tod stieß mir etwas Seltsames zu. Ich war nachmittags mit dem Auto unterwegs ins Krankenhaus, um dort ein Gemeindemitglied zu besuchen. Plötzlich hörte ich jemanden sprechen, obwohl ich ganz allein im Wagen saß. Eine Stimme sagte: »Es geht mir gut. Alles ist in Ordnung.« Ich erkannte die Stimme meines Sohnes sofort: Harry sprach mit mir! Ich konnte ihn zwar nicht sehen, aber seine Stimme klar und deutlich verstehen. Was für eine schöne Botschaft! Ich konnte spüren, wie Friede meinen Körper und Geist erfasste.

Trauernde Eltern berichten auch von Klopfgeräuschen nach dem Tod ihres Kindes, das sich auf diese Weise bemerkbar machte. Manche unterhalten sich regelrecht mit ihrem verstorbenen Kind, obwohl sie es nicht sehen können. Andere können ihr Kind sogar sehen und mit ihm reden.

Eines Abends saß Maggies Mann im Bett und las, als er eine Bewegung wahrnahm. Er schaute über den Brillenrand und erblickte seinen Sohn Michael, der am Fußende des Bettes saß. Er sagte: »Michael, was machst du denn hier? Du bist tot.« Michael lächelte ihn an und sagte: »Ja, ich bin tot und wiederum nicht. Ich bin hier bei dir.« Michael lächelte wieder. Dann war er verschwunden.[101]

Kinder, die nur wenige Monate gelebt haben und noch nicht sprechen konnten, sind nach ihrem Tod sehr wohl in der Lage, telepathische Botschaften zu übermitteln.

Susanna starb im Alter von vier Monaten durch einen angeborenen Herzfehler. Eines Morgens spürte die Mutter ganz deutlich die Gegenwart ihres Babys, verbunden mit einem Gefühl von Wärme und Liebe. Susannas Mutter war verzweifelt und konnte den Tod ihrer Tochter nicht annehmen. Diese übermittelte ihr jedoch telepathisch, sie solle nicht traurig sein. Ihr früher Tod sei ihre Bestimmung, doch sie würde immer für ihre Mutter da sein. Dieses Beispiel zeigt, dass die Seele eines Kindes, die allwissend ist, unabhängig von irdischen Begrenzungen in der Lage ist, mit den Hinterbliebenen zu kommunizieren.

Wir leben in einer Zeit der Digitalisierung des Lebens und sind ständigen Veränderungen unterworfen, was das Leben hektischer und rastloser macht. Wir finden kaum noch Ruhe und verlieren dabei die Verbindung zu uns selbst und der eigenen Innenwelt. Wir finden keine Zeit mehr, uns mit uns selbst auseinanderzusetzen, da wir zu sehr auf die Außenwelt konzentriert sind. Gefühle werden unterdrückt, und Hektik und Stress sorgen dafür, dass wir die Bedürfnisse unserer Mitmenschen nicht mehr wahrnehmen.

Ebenso nehmen sich viele zu wenig Zeit für die Familie, ihre Kinder, den Partner oder Freunde. Das führt nicht selten zu Entfremdung, Streit, Wut und Zorn und Verletzungen durch Worte, die wir eigentlich gar nicht sagen wollten. Wenn ein Kind plötzlich stirbt, fällt es uns wie Schuppen von den Augen, und wir erkennen, wie wenig Zuwendung und Liebe wir gegeben haben, da alles andere im Leben wichtiger erschien.

Durch den Tod eines Kindes werden wir auf uns selbst zurückgeworfen. Alle wichtigen Dinge haben wir auf später verschoben, doch nun fühlen wir uns leer und verzweifelt. Wir erkennen zu spät, wie wichtig innehalten und Ruhe gewesen wären. Wir bedauern, zu wenig Zeit mit dem Kind verbracht zu haben. In einer solchen Situation sind die Nähe und das Hören der Stimme des Kindes besonders tröstend. Eine Frau erzählte mir:

Walter starb mit nur sechzehn Jahren an einer Überdosis Heroin. Er war schon früh zu Hause ausgezogen und lebte nun in einer WG mit anderen psychisch Kranken. Schon mit vierzehn nahm er Drogen. Wir als Eltern haben uns immer gefragt, wie ein so junger Mensch überhaupt an die Suchtmittel herankommen kann.

Immer wieder brachen bei ihm Psychosen aus und er musste in die Psychiatrie. Er war unbelehrbar. Wir besuchten ihn gelegentlich, doch oft wollte er uns nicht sehen. Er war unberechenbar, und es kam zu Entfremdungen. Als Walter tot in einem öffentlichen Stadtpark aufgefunden wurde, brach für uns eine Welt zusammen. Wir machten uns Vorwürfe, dass wir uns zu wenig um ihn gekümmert hatten, und waren verzweifelt.

Etwa drei Wochen nach seinem Tod erschien Walter lebensecht in unserem Wohnzimmer. Er sah sehr gut aus und war in ein Licht gehüllt. Er wirkte befreit und friedlich und war nicht länger ein Getriebener. Wir vernahmen beide ganz deutlich seine Stimme im Raum. Er sagte zu uns klar vernehmbar: »Ich möchte euch um Vergebung bitten, dass ich euch das angetan und euch so häufig zurückgewiesen habe. Durch meine Lebensrückschau habe ich meine Fehler erkannt. Ich übernahm keine Verantwortung für mein Leben und ließ mich gehen. Macht euch bitte keine Sorgen um mich, ich bin glücklich da, wo ich bin. Alles ist in Ordnung. Mein Tod und seine Umstände sind nicht von Bedeutung.« Dann entmaterialisierte sich die Erscheinung. Es hat meinen Mann und mir sehr geholfen, seine Stimme zu hören und ihn zu sehen.

Düfte

Gerüche können uns in lange vergangene Erinnerungen oder an weit entfernte Orte oder Erlebnisse zurückversetzen, da wir mit einem Duft Menschen oder Ereignisse verbinden. Gerüche sind eine Verbindung zwischen Vergangenheit und Gegenwart, eine Brücke zu vergangenen Zeiten. Wer bei seinem Kind ein spezifisches Shampoo verwendet hat, wird sich immer daran erinnern, wenn er diesen Duft wahrnimmt. Die Duftnote eines Parfüms oder Aftershaves vermag das Bild eines geliebten Menschen heraufzubeschwören.

Geruchswahrnehmungen, die mit einem bestimmten Verstorbenen assoziiert werden, sind ein häufig auftretendes Phänomen. Der Geruch tritt plötzlich in Erscheinung und passt nicht zur Umgebung. Er kann überall auftreten, auch in der Natur. Der Raum wird von ihm erfüllt, obwohl die Quelle nicht ersichtlich ist. Er ist einfach da und verschwindet irgendwann wieder. Ein plötzlich auftretender Duft, der mit einem bestimmten Verstorbenen assoziiert wird, wird von den Lebenden als Hinweis auf seine Gegenwart verstanden.

Eltern berichten, bestimmte Hautpflegeprodukte, die sie längere Zeit bei ihrem kranken Kind benutzt haben, gerochen zu haben. Ein derartiges Phänomen wird oft auch von mehreren Personen gleichzeitig bemerkt.

Mein Sohn Justin starb mit vier Jahren aufgrund eines Hirntumors. Sein Tod kam für uns völlig überraschend, und mein Mann und ich waren wochenlang wie betäubt. Wir wünschten uns nichts sehnlicher als ein Zeichen von Justin. Eines Abends saßen wir im Wohnzimmer und sprachen über den bevorstehenden gemeinsamen Urlaub. Wir waren ganz in unser Gespräch vertieft, als von einem Augenblick zum anderen der Raum von dem Duft der Hautpflegecreme erfüllt war, die ich bei Justin verwendet hatte. Wir schauten uns ungläubig an. Wir rochen es beide.

Die Gegenwart unseres Sohnes erfüllte den Raum. Wir spürten beide, dass es ihm gut geht, und befanden uns wie in Trance. Das Ganze hielt über zwanzig Minuten an, bis sich Geruch und Gegenwartsempfinden auflösten. Durch das gemeinsame Erleben konnten wir nicht nur die Trauer besser verarbeiten, sondern uns auch gegenseitig in unserem Trauerprozess unterstützen.

Ein Geruchsempfinden ist ein Mittel, mit dem eine Seele aus dem Jenseits zu uns durchdringen kann. Der auftretende Geruch ruft emotionale Reaktionen von besonderer Intensität hervor und verweist auf die Präsenz eines bestimmten Verstorbenen. Eine Frau erzählte mir:

Meine Tochter Maria starb mit acht Jahren durch einen Verkehrsunfall. Maria war ein sehr aufgewecktes und beliebtes Mädchen, und sie steckte jeden mit ihrem strahlenden Lächeln an. Sie liebte das Meer, und wir waren in den letzten zwei Jahren in den Ferien an die Nordsee gefahren. Ich sehnte mich nach einem Zeichen ihrer Gegenwart. Eines Nachts erwachte ich von einer stark duftenden Meeresbrise im Zimmer. Maria hatte mir ein Zeichen des Trostes gesandt. Ich erinnerte mich sofort an die schönen Tage am Strand. Für mich bedeutet das Zeichen, dass es Maria gut geht.

So mancher mag sich fragen, wie ein Geistwesen Gerüche hervorbringen kann. In einer Nachtodkommunikation mit seiner Mutter erklärte der verstorbene Erik dazu: »Alles hat eine Energieformel auf der Erde. Ich mache einfach nur die Energieformel nach und setze sie in diesen

Raum. Es ist eine Form von Schöpfung. Ich erschaffe die Energieformel für den Geruch.«[102]

Um das zu verstehen, möchte ich ein paar grundsätzliche Erklärungen dazu beifügen, wie Verstorbene den Kontakt zu uns herstellen.

Alles Sein – alles, was ist – ist Energie und lässt sich auf den einen göttlichen Geist zurückführen. In diesem sind wir alle eingebunden, als ewige Geistidentität, als Teil des Ganzen. Deshalb ist alles Geschehen reine geistige Energie, die unterschiedliche Formen annehmen kann, wie Licht, Klang, Wärme, Liebe. Energie kann nie verloren gehen, und deshalb besteht alle Materie aus Energie, die Licht und Information ist. Ihr Ursprung ist die Quelle des Schöpfers.

Alle Nachtodkontakte sind energetische Phänomene. Geistwesen sind nicht länger durch einen Körper begrenzt. Sie sind reine Bewusstseinsenergie auf einer weitaus höheren Schwingungsfrequenz, auf der ihnen alles gleichzeitig und allgegenwärtig zugänglich ist. Seelen lenken ihre Bewusstseinsenergie konzentriert auf den Menschen, mit dem sie in Kontakt treten wollen. Die Liebe und die Nähe des Verstorbenen wird gespürt und identifiziert.

Trauernde Eltern berichten häufig davon, den Duft von Blumen von ihrem Kind empfangen zu haben. Marlenes Sohn Johann kam mit achtzehn Jahren bei einem Verkehrsunfall ums Leben. Er liebte Gartenarbeit und Blumen. Nach seinem Tod hatte die Familie Erlebnisse, die mit einem intensiven Blütenduft einhergingen. Sein Onkel arbeitete im Garten, als er plötzlich Lavendel roch, obwohl es keinen Lavendel in seinem Garten gab. Marlene nahm am Muttertag einen intensiven Blütenduft wahr. Es roch nach Maiglöckchen. Johann hatte ihr schon viele Jahre am Muttertag Blumen gebracht. Sie vernahm die telepathische Botschaft, dass er bei ihr sei und an sie denke.

Vertraute Gerüche durch die Gegenwart eines Verstorbenen vermögen die Stimmung eines Trauernden aufzuhellen. Derartige Phänomene können an jedem beliebigen Ort auftreten. Sie sind ein besonderes Geschenk und lassen keinen Zweifel, dem verstorbenen Kind wirklich begegnet zu sein. Nachtodkontakte sind unabhängig von der Form der Energietransformationen. Energie kann von den Verstorbenen verändert oder manipuliert werden, um auf ihre Gegenwart hinzuweisen.

Berührungen

Trauernde Eltern haben mir häufig berichtet, dass sie nach dem Tod ihres Kindes einen Körperkontakt erlebt haben. Es handelt sich dabei um vertraute Gesten, wodurch die Identität des Verstorbenen eindeutig erkannt wird. Nachtodkontakte verweisen darauf, dass die Verstorbenen die Form auswählen, die uns am ehesten erreicht. Durch eine sanfte Berührung, ein Streicheln, eine Umarmung oder einen Kuss seitens ihres verstorbenen Kindes erhalten die Eltern die Gewissheit, nicht allein zu sein. Ein direkter Körperkontakt kann eine immense Heilkraft entfalten.

Ein Mann, dessen fünfzehnjähriger Sohn tödlich verunglückt war, spürte deutlich die Präsenz des Verstorbenen. Eines Abends, als er besonders traurig war, fühlte er, wie sein Sohn zärtlich seinen rechten Arm streichelte. Das verursachte ein Gänsehautgefühl am ganzen Körper, und er konnte nur noch weinen. Er fühlte körperlich die Liebe seines Sohnes, die auf ihn überging. Sein Gesicht, die Schultern, der Kopf, die Beine und Arme – alles glühte von einem Augenblick zum nächsten voller Liebe. Das befreite ihn von seinen Sorgen und Ängsten, und er konnte seinen Schmerz loslassen.

Ein anderer Mann erzählte von dem Gefühl, dass seine kleine verstorbene Tochter häufig hinter ihm stehe und in seinen Haaren wuselte. In unterschiedlichen Situationen kann das Gefühl eines direkten Körperkontakts eine Zeit lang anhalten und auch mit anderen Wahrnehmungen einhergehen. Eine Frau erzählte:

> *Tom starb mit neun Jahren aufgrund einer lebenslangen neurologischen Störung. Dennoch war ich untröstlich und vermisste ihn sehr. Eines Nachts wurde ich kurz nach dem Einschlafen von einem Kuss geweckt. Ich wusste im selben Moment: Das ist mein Tom. Gleichzeitig spürte ich eine intensive wärmende Umarmung. Dann berührte seine kleine Hand meine Wange sanft und zärtlich. Alle Liebe war in seinen Gesten enthalten. All das erlebte ich im Wachzustand. Ich spürte nicht nur Toms Nähe, sondern war eingehüllt in eine wunderbare, kaum zu beschreibende Liebe. Er übermittelte mir telepathisch, dass es ihm gut gehe und dass sein Körper nicht mehr zu heilen gewesen war. Da, wo er jetzt sei, habe er viele Freunde gefunden und begleite auf der Erde Patienten mit einem ähnlichen Schicksal. Diese unglaubliche Begegnung gab mir neuen Lebensmut.*

Für Verstorbene gibt es keine körperlichen, geistigen oder emotionalen Begrenzungen. Daher können wir nichts vor ihnen verbergen. Sie reagieren direkt auf unsere Gedanken und Bedürfnisse. Ein einziger Gedankenimpuls von uns vermag sie direkt in unsere Nähe zu bringen. Das gilt für alle Seelen, auch für eine Fehlgeburt. Eine Frau, deren Schwangerschaft nach achtzehn Wochen endete, erlebte kurz darauf die überaus zärtliche Gegenwart ihres Kindes: »Ich fühlte mein kleines Kind ganz nah bei mir. Ich spürte seinen warmen, weichen und lieben Körper ganz deutlich, seine Wange lag an meiner Wange, seine Haut berührte meine. Ich hielt ihn fest, küsste, streichelte und liebkoste ihn.«[103]

Dieses Beispiel ist ein weiterer Hinweis darauf, dass die Seele ganz und heil ist und jegliche Form annehmen kann. Die Seele wird durch eine Fehlgeburt nicht beeinträchtigt. Eine andere Frau, deren Kind mit einer Vielzahl von Behinderungen zur Welt kam und drei Monate nach der Geburt starb, erzählte mir:

> *Nach dem Tod meines Sohnes, etwa vier Monate später, manifestierte sich sein kleiner Körper auf meinem Arm, als läge er tatsächlich dort. Ich drückte ihn fest an mich, und Wärme und Liebe durchdrangen mich. Er schmiegte sich an mich, und seine winzigen, warmen Hände streichelten mich. Diese Erfahrung war überaus tröstlich.*

Tastwahrnehmungen haben etwas sehr Intimes und ereignen sich häufig, wenn eine enge, tiefe Beziehung bestanden hat. Manche berichten, dass der Kontakt von einer Energiewelle begleitet war. Ein Vater berichtet:

> *Mein Sohn wurde nur neunzehn Jahre alt. Er starb bei einem Verkehrsunfall. Meine Frau und ich waren am*

Boden zerstört. Eines Abends spürte ich körperlich, wie sich eine warme, liebevolle Gegenwart an mich schmiegte, was starke Herzschmerzen auslöste. Es war wie eine ganz starke Energiequelle. Ich wusste, dass mein Sohn bei mir war und mich trösten wollte. Diesen Augenblick werde ich nie vergessen.

Erscheinungen

Wir sind nicht unser Körper, sondern ein nicht-körperliches Wesen, das als Seele oder ewige unsterbliche Identität bezeichnet wird. Der geistige Kern der menschlichen Persönlichkeit kann nicht sterben, da er nicht materieller Natur ist. Viele trauernde Eltern haben ihr Kind nach dessen Tod gesehen. Manche sehen nur einen Teil, andere sprechen von einer vollständigen, lebensechten Erscheinung. Schon die Guggenheims stellten durch die Auswertung Tausender Berichte fest, dass Verstorbene als helles Licht, als Gesicht, das von einem Licht umgeben war, erschienen war, bis hin zu einem kompletten Körper.

Eine Frau, die den neunjährigen Jörg begleitete, der infolge eines Downsyndroms verstarb, erlebte einen außerordentlichen Nachtodkontakt.

Ich sah ein sehr helles, blau-goldenes Licht von ungeheurem Glanz. Unsere Sprache hat keine Worte, um diese Farben zu beschreiben. Durch das Licht spürte ich die Größe und Schönheit des Wesens, das da erschien. Jörg vermittelte durch mich an seine Mutter, dass er nun frei und glücklich von allen Begrenzungen war. Er konnte tanzen, singen und lachen. Als reines Seelenbewusstsein war er wieder ganz und heil.

Viele Eltern berichten, eine Erscheinung ihres Kindes im Licht gesehen zu haben. Eine andere Frau bemerkte kurz nach dem Tod ihres Sohnes einen Tunnel, an dessen Ende er im Licht stand und sie anstrahlte. Nach einem tragischen Unfall, bei dem die vierjährige Lisa ums Leben kam, erschien sie ihrer Mutter im Krankenhausflur. Die Mutter sah, wie Lisa über einer Blumenwiese schwebte und dass die ganze Szene in ein ungewöhnlich strahlendes Licht getaucht war. Derartige Visionen werden im Wachzustand erlebt.

Die Seele an sich ist formlos, doch durch Energietransformation vermittelt sie ihre Anwesenheit. Wir empfangen dann Bilder, Projektionen oder Hologramme, damit wir den Verstorbenen erkennen können. Da wir wissenschaftlich nicht erklären können, wie sich ein Verstorbener lebensecht manifestiert oder körperlich erscheint, widerspricht das unseren Naturgesetzen und Vorstellungen vom Tod.

Dennoch sind Nachtodkontakte empirische Wirklichkeiten, die Zweifel und Ängste auszulösen vermögen. Sie sind ein spiritueller Faktor und konfrontieren uns mit der Tatsache, dass wir von der Welt der Verstorbenen nicht getrennt sind und dass wir alle in einen höheren geistigen Sinnzusammenhang eingebettet sind. Eine Frau schrieb mir:

Dirk war neunzehn, als er auf dem Nachhauseweg von der Arbeit von einem Auto frontal erfasst wurde. Sein Körper wurde stark verstümmelt. Ich machte mir immer große Sorgen, ob das schmerzhaft für ihn gewesen war. Ich konnte lange Zeit nicht schlafen, weil mich die

Bilder seiner Verletzungen verfolgten. Eines Tages kam er wie durch ein Nichts auf mich zu. Er trug sein Lieblingsshirt, in dem er auch beerdigt worden war. Sein Kopf glänzte in der Sonne, und er war in ein helles Licht eingehüllt. Er war überirdisch schön und wirkte befreit und glücklich. Ich konnte in dieser Erscheinung keine Verletzungen entdecken. Das beruhigte mich sehr. Die Erscheinung löste sich ebenso schnell auf, wie sie aufgetreten war. Ich war erleichtert und befreit von meinen Sorgen.

Bei den vollständigen Erscheinungen wird der Körper in seiner Gesamtheit erblickt. Die Verstorbenen zeigen uns, dass sie wohlauf und geheilt sind – unabhängig vom Alter und der Todesursache. Eine derartige Erscheinung kann viele Fragen auf einmal beantworten. Trauernde Eltern betonen, dass die Begegnung mit ihrem Kind den Schmerz aufgelöst hat. Paula erlebte eine Erscheinung ihres zwölfjährigen Sohnes, der an Leukämie gestorben war:

Plötzlich stand Jimmy am Bett und lächelte übers ganze Gesicht. Ich sah ihn von Kopf bis Fuß. Es war nichts Vergängliches an ihm. Er trug ein gestreiftes T-Shirt und blaue Shorts. Man bemerkte überhaupt nichts von seiner Leukämie! Er hatte eine Menge Haare, was merkwürdig war, denn am Ende seines Lebens hatte er nicht mehr viele gehabt. An der Kopfseite, an der er operiert worden war, gab es keine Narbe mehr.

Jimmy redete – und ich hörte ihn. Er sagte, Mama, ich bin tot, aber ich bin in Ordnung, es geht mir gut. Er sah genauso aus wie früher, als er noch lebte. Er bewegte sich geschickt und war offensichtlich glücklich und gesund. Dann verschwand er.[104]

Für Paula war es ein schönes Erlebnis, zu sehen, dass es ihrem Sohn gut geht. Eine Erscheinung kann die Erinnerung an die lange Krankheitsphase revidieren. Viele Sorgen und Unsicherheiten lösen sich auf. Valerie starb mit neun Jahren an einer Gehirnblutung. Sechs Wochen nach ihrem Tod erschien sie ihrer Mutter:

> *Ich ging früh ins Bett, weil ich so erschöpft war. Aber ich weiß, dass ich nicht schlief. Ich lag auf der rechten Seite, und ich spürte, wie jemand mich an der Schulter berührte. Ich drehte mich um, und da stand Valerie! Sie kam mir ganz real vor. Sie sah genauso aus wie sonst und war gesund. Sie leuchtete irgendwie und trug ein zauberhaftes, funkelndes Gewand. Sie sagte: »Mami, ich liebe dich. Ich habe keine Kopfschmerzen mehr. Es geht mir gut, und ich will nicht, dass du dir meinetwegen Sorgen machst.« Sie war ruhig und glücklich und sah sehr gut aus. Dann war sie plötzlich wieder fort.*[105]

Die zahlreichen Erlebnisse von Erscheinungen zeigen auf, dass die Verstorbenen oft in ihrer Lieblingskleidung sichtbar werden. Es sind wichtige Identifikationsmerkmale. Die Seele kann offensichtlich jedes Aussehen annehmen, so wie sie mit uns in Erscheinung treten will.

Traumbegegnungen

Begegnungen mit Verstorbenen im Traum sind sehr weit verbreitet. Wenn wir uns im Tiefschlaf befinden, ist das normale Wachbewusstsein ausgeschaltet. Das Unterbewusstsein jedoch befindet sich in einem aufnahmebereiten Zustand – auch bei tiefer Trauer. Träume von Verstorbenen sind keine gewöhnlichen Träume, in denen Erlebnisse des Tages verarbeitet werden, sondern sie sind von einer vollkommen anderen Qualität. Ihr Ablauf ist lebhaft und geordnet, und diese Träume haben einen hohen Realitätsgehalt.

Wer jemals einen intensiven Traum mit einem Verstorbenen erlebt hat, wird ihn nie vergessen. Fast immer erscheinen die Verstorbenen glücklich, gesund und mit einem vollständig geheilten Körper. Sie tragen die gewohnte Alltagskleidung, manchmal auch weiße Gewänder, und häufig sind sie in Licht getaucht.

Die Sinne der Träumenden sind geschärft wie auch die Gefühle. Viele Menschen erfahren Heilung durch die Begegnung. Für trauernde Eltern ist die Möglichkeit einer Erscheinung im Traum sehr bedeutsam. Der einundzwanzigjährige Alex war bei einem Bootsunfall ertrunken. Eine Mutter berichtete:

Ich träumte, ich wäre in der Küche und würde meinen beiden jüngeren Söhnen das Frühstück machen – da kam Alex herein. Alex lächelte strahlend. Er verbreitete ein himmlisches Licht. Er wirkte vollkommen zufrieden, glücklich und ausgeglichen. Dann wachte ich mit einem starken Gefühl von Frieden auf, weil ich wusste, dass es Alex gut ging. Ich weiß jetzt, sein Geist ist bei Gott und er wartet auf uns, bis wir dort ankommen.[106]

Thomas wurde mit einem schweren Herzfehler geboren und starb ein Jahr später. Seine Mutter erzählte in einem Seminar:

Etwa zwei Monate nach seinem Tod begegnete ich ihm im Traum. Ich hatte mich immer gefragt, wie es Thomas wohl gehe und wo er sei. Im Traum sah ich ihn auf einem großen Spielplatz vergnügt mit vielen Kindern herumtollen. Er sah glücklich aus und lachte. Er wirkte etwas älter und schien erfüllt von Friede und Freude. Er befand sich an einem sehr schönen Ort. Keine Herzbeschwerden, keine Schmerzen, keine Operationen mehr. Obwohl er nie sprechen konnte während seines kurzen Lebens, dankte er mir für meine Fürsorge. Dort im Himmel sei er glücklich und behütet. Er wolle mich begleiten. Liebe und Wärme umhüllten mich und blieben auch nach dem Erwachen spürbar. Ich hatte noch einige andere Begegnungen im Traum, und heute, drei Jahre später, ist er immer noch sehr präsent in meinem Leben.

Wenn eine trauernde Mutter, deren Kind chronisch krank war, ihr Kind als vollständig geheilt und schmerzfrei wahrnimmt, ist das eine große Erleichterung. Derartige Träume werden auch als Gnade empfunden. Die Sorgen, die sich jemand gemacht hat, verschwinden, und das Erleben hat eine unmittelbar heilende Wirkung.

Die Verstorbenen sind in Träumen oder Erscheinungen ganz und heil. Aus der Vielzahl der vorliegenden Berichte können wir schließen, dass sie ihren Körper sehr schnell verlassen haben und nur wenig oder keinen Schmerz empfanden.

Der sechzehnjährige Bernd wurde durch einen Motorradunfall sehr schwer verletzt und starb noch an der Unfallstelle. Seine Mutter schilderte eine tröstende Wiederbegegnung im Traum:

Nach Bernds Tod war ich verzweifelt und verbittert. Ständig plagte mich der Gedanke, ob er wohl Schmerzen gehabt hatte. Kurz nach seinem Tod erschien er mir im Traum. Ich war auf unserer Terrasse, als er auf mich zugelaufen kam. Er sah gut aus und wirkte fröhlich. Er kam mir weise vor, so als wüsste er nun alles, was wichtig ist. Er war voll Zuversicht und Vertrauen. Um ihn herum leuchtete ein helles Licht. Bernd sagte, er sei gekommen, um mir mitzuteilen, dass alles in Ordnung sei. Ich fragte ihn, ob sein Sterben sehr schmerzhaft gewesen sei. Bernd erwiderte, dass er für einen kurzen Moment das Gefühl gehabt hätte, gequetscht zu werden, doch dann flog er durch einen Tunnel und landete in einem wunderbaren, liebevollen Licht. Er strahlte intensiv dieses Licht aus. Dann gab er mir einen Kuss und war weg. Das ganze Erleben war überaus real. Es ist wirklich geschehen. Nach dem Aufwachen spürte ich einen nie gekannten inneren Frieden. Ich habe gesehen, dass es ihm gut geht.

Bernd schildert sogar seinen Übergang durch einen Tunnel ins Licht, wie es häufig in den Nahtoderfahrungen beschrieben wird. Wir wissen heute, dass bei einem bevorstehenden unausweichlichen Tod die Betroffenen kurz vor oder im Moment der Gewalteinwirkung den Körper verlassen.

Außerkörperliche Erfahrungen im Traum

Mitunter geht ein Traumkontakt zu einem Verstorbenen mit einer außerkörperlichen Erfahrung einher. Verwaiste Eltern berichten immer wieder, dass sie ihrem verstorbenen Kind in fremden Umgebungen, Landschaften, Lichtstätten oder leuchtenden Farben begegnet sind. Sie befinden sich dann außerhalb des eigenen Körpers und erleben einen erweiterten Bewusstseinszustand, der übersinnliche Wahrnehmungen ermöglicht.

Außerkörperliche Erfahrungen hat es immer schon gegeben. Als spirituelle Wesen wohnen wir in einem physischen Körper, der zeitweise verlassen werden kann. In der Sterbeforschung wird das außerkörperliche Erleben im Traum als Vision innerhalb des Traumgeschehens bezeichnet. Alle irdischen Begrenzungen sind aufgehoben, und manche erfahren durch die Begegnung nicht nur, wie es ihrem Kind geht, sondern in welchem Umfeld es in der geistigen Welt lebt. Monika berichtete von einer derartigen Vision im Zusammenhang mit ihrem verstorbenen Sohn Georg:

Georg war sein Leben lang schwer behindert. Er starb mit nur fünf Jahren. Eine Woche nach seinem Tod hatte ich eine sehr lebhafte Begegnung mit ihm im Traum. Ich wurde aus meinem Körper gezogen und befand mich plötzlich in einer mir völlig fremden Umgebung. Die Farben und das Licht in dieser anderen Welt hatte ich so noch nicht gesehen. Es herrschte eine Atmosphäre von absoluter Liebe. Inmitten dieser Pracht erblickte ich meinen Sohn, der übermütig tanzte und lachte. So glücklich und im Einklang mit sich selbst hatte ich ihn zu Lebzeiten nie erlebt. Das Licht verband uns, als würden unsere Seelen miteinander verschmelzen. Wir waren eins im Licht, innerhalb einer größeren, machtvollen Gegenwart. Ich glaube, ich war im Himmel. Ich fühlte mich unendlich geliebt. Ich verstand, dass sich die Seele meines Kindes in der Seele Gottes befindet. Dann kam ich in meinem Körper wieder zu mir. Ich wusste, dass ich nie von Georg getrennt sein werde.

Eine außerkörperliche Reise ins Jenseits hat für den Träumenden einen hohen Wirklichkeitsgehalt. Er befindet sich in einer völlig anderen Dimension des Seins und erkennt sich als ewiges Wesen. Für die Betroffenen ist es sehr schwer, ihr Erleben in Worte zu fassen. Was sie in ihren außerkörperlichen Visionen erleben, ist kaum zu beschreiben.

Ich schlief fest, und dann war mir, als gäbe es mich zwei Mal. Die erste Person lag auf dem Bett. Die zweite, das wirkliche Ich, wurde immer weiter hochgezogen. Ich konnte nach unten blicken und meinen schlafenden Körper sehen. Ich wurde immer höher gezogen – ich sah von oben das Haus und die Bäume – und immer noch höher, ganz weit, und ganz plötzlich war mein verstorbener Sohn Shawn bei mir. Ich war völlig perplex! Es war sehr hell, aber es sah nicht aus wie auf der Erde. Ich hatte das Gefühl zu schweben, so als hingen wir irgendwo im Weltraum.

Mein Sohn und ich umarmten uns. Es war eine solche Freude, einfach überwältigend. Es gab keine Worte, nur diese große Freude und die Tatsache, dass Shawn noch lebte. Ich verstand alles, es war eine Vereinigung, ein Wissen, ein Akzeptieren. Ich wusste, dass es meinem Sohn gut ging und er sich noch etwas aus mir machte. Er hatte Einblick in mein Leben, aber er führte auch ein eigenes Leben. Sein Leben und seine Freiheit waren grenzenlos, und sein Wissen überstieg alles, was wir hier auf Erden kennen.

Dann befand ich mich wieder in meinem Körper auf meinem Bett und war wach. Ich dachte, dass diese Existenz hier mir eher als ein Traum vorkommt. Jene Existenz dort kommt mir viel wirklicher als mein jetziges Leben vor. Es war die tröstlichste und stärkste Erfahrung meines Lebens. Ich weiß, ich werde Shawn eines Tages wiedersehen, das weiß ich einfach.[107]

Manche Nachtodkontakte während einer außerkörperlichen Erfahrung im Schlaf lesen sich wie Nahtoderfahrungen. Millionen von Menschen auf der ganzen Welt, die Sterbeerlebnisse beschreiben, haben ihren Körper verlassen, flogen durch einen Tunnel, erblickten paradiesische Landschaften und sahen ein helles Licht. Die außerkörperlichen Erfahrungen der Träumenden zeigen, dass man nicht notwendigerweise dem Tod nah sein muss, um Derartiges zu erleben. So erzählte mir Marianne:

Nach dem Tod meines Mannes und meines zwölfjährigen Sohnes, die beide durch einen Unfall ums Leben kamen, reiste ich nach Indien, um mit mir selbst ins Reine zu kommen. Ich war am Boden zerstört und wollte nicht mehr leben. Eines Nachts zog mich etwas aus meinem Körper. Ich flog durch einen Tunnel und sah das wundervollste Licht, das ich je erblickt hatte. In diesem Licht standen mein Mann und mein Sohn. Sie waren völlig unversehrt, trotz ihrer schweren Verletzungen. Sie nahmen mich mit auf eine Rundreise durch die Jenseitswelt. Ich sah Landschaften und Blumen von einer Art, die ich nicht beschreiben kann. Ich hatte eine kosmische Vision des Eins-Seins mit allen Dingen. Ich verschmolz mit meinem Sohn und mit meinem Mann. Am nächsten Morgen erwachte ich in meinem Körper und war wie ausgewechselt. Ich habe alles aufgeschrieben, was ich erlebt habe, aber ich brauchte es nicht zu lesen. Das Erlebnis ist zwanzig Jahre her, und ich habe es immer in der Erinnerung präsent, als wäre es gestern gewesen.[108]

Symbolische Zeichen

Wer einmal verstanden hat, dass Diesseits und Jenseits miteinander in Verbindung stehen, erkennt in dieser Welt das Durchdrungensein von der geistigen Welt. Zahlreiche Zeichen und Synchronizitäten weisen auf die Gegenwart Verstorbener hin. Wenn zwei oder mehrere unerwartete Ereignisse zusammentreffen, wird das als Synchronizität, also Fügung bezeichnet. Wir werden intuitiv im tiefsten Innern berührt, wenn sich von einem Augenblick zum anderen der Schleier der irdischen Wirklichkeit aufhebt und wir die Gegenwart eines Verstorbenen spüren. Eine Frau erzählte:

Nach dem Krebstod meiner siebenjährigen Tochter Andrea war ich wie versteinert. Ich konnte ihren Tod nicht akzeptieren und war voll Wut und Zorn darüber, dass ich keine Zeichen ihrer Gegenwart bekam. Das Einzige, was mir noch half, einen Rest an Gleichgewicht zu behalten, waren lange Spaziergänge in der Natur, auf die mich meine Tochter früher begleitete. Jetzt dachte ich ständig an Andrea, wenn ich auf dem Weg war. Kurz erblickte ich einen Lichtstrahl, der mich bis ins Herz berührte, und dann fühlte ich ganz deutlich ihre Gegenwart und ihre Liebe. Das war ein sehr intensives Erleben, das mir meinen Lebensmut zurückgab.

In dem Augenblick, in dem die Nähe eines Verstorbenen gespürt wird, verbindet sich das mit einer Erinnerung wie im obigen Beispiel. Die Liebe der Tochter zu ihrer Mutter manifestiert sich jenseits der vorherigen Blockaden in der Innenwelt der Frau und löst ein Wärme- und Glücksgefühl aus. Die Erinnerung an die gemeinsamen Spaziergänge führte hier und jetzt zur erlebten Präsenz Andreas. In unserer Innenwelt berühren sich Diesseits und Jenseits. Es zeigt sich immer wieder, dass uns die Verstorbenen durch ihre Liebe viel näher sind, als es uns bewusst sein mag.

Symbolische Nachtodkontakte treten in Form von Naturphänomenen, Blumen, Lichtphänomenen oder Tieren in Erscheinung. In der Natur sind uns Seelen besonders nah, da sie eine Projektionsfläche der geistigen Welt ist. Besonders häufig erscheinen wie aus dem Nichts Regenbogen. Eine Frau schildert ein solches Erlebnis.

Sabine starb mit elf Jahren an einem Herzfehler. Ich war sehr traurig. Als ich eines Nachmittags vom Einkaufen zurückkam und auf unseren Hof fuhr – es war ein sehr dunkler Tag –, erblickte ich in den Wolken zu meinem großen Erstaunen einen großen farbigen Regenbogen. Ich wusste sofort, dass es sich um ein Zeichen meiner Tochter handelte. Ich fühlte ihre Nähe und wurde innerlich warm.

Ein Regenbogen ist ein Symbol der Hoffnung und verbindet unsere Welt mit der jenseitigen. In der Trauer um ein verlorenes Kind kann dadurch das Licht des Ewigen hinter dem Schmerz erkannt werden. Ein plötzlich und nicht erklärbarer in Erscheinung tretender Regenbogen verweist darauf, dass wir von den Verstorbenen nicht getrennt sind. Durch derartige Phänomene spenden sie Trost in dunklen Stunden. Eine Frau erzählte:

Ich trauerte um meinen einzigen Sohn Mike. Er starb mit fünf Jahren infolge einer Leukämie. An einem trüben Novembertag machte ich einen ausgedehnten Spaziergang, um Ruhe zu finden. Ich beobachtete, wie sich plötzlich die grauen Wolken am Himmel teilten und sich ein Kreis herausbildete, in dem sich ein farbiger Regenbogen befand. Das war ein ungewöhnliches Schauspiel für die dunkle Jahreszeit. Dabei spürte ich plötzlich die Nähe meines Sohnes.

Tiere sind häufig Boten der Verstorbenen. Wie aus dem Nichts tauchen sie auf, ob als Vogel, Katze, Hund oder Schmetterling. Schmetterlinge sind ein geistiges Symbol für die Transformation und das Leben nach dem Tod: Die Raupe wird zum Schmetterling. Er steht für den Übergang der Seele in die andere Welt. Miriam schildert ein intensives Erlebnis bei der Beerdigung ihres siebzehnjährigen Sohnes:

Als sein Sarg in der Kirche aufgebahrt wurde, fiel ein Sonnenstrahl auf ihn. Darin schwebte ein großer weißer Schmetterling, der sich auf den Sarg setzte und dort verblieb. Die ganze Gemeinde beobachtete das Geschehen. Für mich repräsentierte der Schmetterling die Anwesenheit meines Sohnes. Nach dem Ende des Gottesdienstes war der Falter plötzlich verschwunden. Als wir ein paar Stunden später nach der Bestattung zum Grab kamen, flog derselbe

Schmetterling da herum. Das war für mich ein deutliches Zeichen der Gegenwart meines Sohnes. Wir fühlten uns getröstet.

Auch Vögel sind ein altes Symbol für die menschliche Seele. Sie treten in symbolischen Nachtodkontakten häufig in Erscheinung als Boten der Verstorbenen. Eine Frau berichtete:

Mein Sohn starb mit zwanzig Jahren infolge eines Unfalls. Ich konnte seinen Tod lange Zeit nicht akzeptieren. Carsten liebte das Meer, obwohl wir in Berlin lebten, und vor allem liebte er das Buch Die Möwe Jonathan. *An einem Sommertag saß ich auf unserer Terrasse und war wieder einmal sehr bedrückt. Als ich meinen Kopf hob, erblickte ich eine große Möwe auf dem Rasen. Sie sah mich an, als wollte sie mir sagen: Ich bin da! Geh deinen Weg! Das war eindeutig ein Zeichen von Carsten, um mich aufzurichten. Ich spürte seine Nähe und wusste, dass es ihm gut geht. In den nächsten Tagen folgte mir die Möwe sogar bis ins Haus. Das werde ich nie vergessen.*

Zeichen der Verstorbenen können zu jeder Zeit, auch nach vielen Jahren, in Erscheinung treten. Sie sind oft sehr subtil und werden daher nicht immer erkannt. Es besteht aber ein assoziativer Bezug zu einem bestimmten Verstorbenen. Symbolische Zeichen verweisen auf die Gegenwart der geistigen Welt hinter dem menschlichen Alltagsgeschehen.

Elektrische Phänomene

Die Tatsache, dass von Verstorbenen so häufig elektrische Phänomene verursacht werden, verweist darauf, dass die Elektrizität den Energieschwingungen des Verstorbenen am meisten entspricht. Lichter gehen an und aus, Elektrogeräte führen ein Eigenleben. Solche Erscheinungen sollten keine Angst auslösen; derartige Phänomene verweisen lediglich auf die Präsenz der Verstorbenen. Häufig werden sie von mehreren Personen gleichzeitig erlebt. Wer jemals einen derartigen intensiven Kontakt erlebt hat, wird das nicht vergessen.

Nach dem Tod der achtjährigen Tochter erlebte ein Ehepaar Folgendes:

Wir lagen schon im Bett, als wir die Gegenwart unserer Tochter spürten. Irritiert sprangen wir aus dem Bett. Plötzlich hörten wir ein lautes Geräusch aus dem Wohnzimmer. Wir gingen nach unten, um nachzuschauen. Es war unfassbar: Alle Lampen waren an, auch im Bad und im Esszimmer. Alle Lichter in der ganzen Wohnung brannten. Die Musikanlage hatte sich von selbst angeschaltet und spielte das Lieblingslied unserer Tochter. Wir brachen in Tränen aus angesichts der intensiven Nähe und Liebe unserer Tochter.

Und noch ein entsprechendes Erlebnis:

Seit dem Tod unseres fünfzehnjährigen Sohnes gehen ständig wie von selbst elektrische Geräte an und aus. Selbst die Kaffeemaschine stellt sich eigenmächtig an. Ich weiß, dass unser Sohn das verursacht. Auch die Lautstärke von Radio und Fernsehen verstellt er gerne – man sieht sogar, wie sich der Lautstärkeregler bewegt. Ich habe das Gefühl, dass er noch da ist. Er will uns trösten. Innerhalb von zwei Tagen zerplatzten fünfzehn Glühbirnen. Daraufhin baten wir ihn inständig, damit aufzuhören. Kurz danach hörten die Phänomene tatsächlich auf. Heute spüren wir immer noch gelegentlich seine Präsenz.

Auch das Handy wird zunehmend als Kommunikationsform der Jenseitigen benutzt.

Nach dem Krebstod meines Sohnes klingelte mein Handy. Ich nahm ab und hörte die verzerrte Stimme meines Kindes. Es klang weit entfernt, aber er sagte, dass er mich liebe. Zunächst hat mich der Anruf verstört. Doch dann verstand ich ihn als Zeichen, dass es ihm gut geht.

Elektrisch betriebene Geräte selbst ohne Batterien oder Netzstecker können Transformatoren für die Verstorbenen sein. Eine Frau berichtete:

Meine Tochter war durch einen Verkehrsunfall ums Leben gekommen. Wir waren total verzweifelt und konnten ihren viel zu frühen Tod nicht annehmen. An ihrem Geburtstag begann plötzlich ihre Spieluhr zu laufen – mehrfach hintereinander –, obwohl sich keine Batterien darin befanden. Die ganze Familie war Zeuge dieses Phänomens. Wir wussten, dass sie bei uns ist.

Auch über den Computer treten Verstorbene mit uns in Verbindung:

Meine Schwester starb mit siebzehn durch einen plötzlichen Herztod. Sie liebte nichts mehr, als an ihrem PC zu sitzen. Nachdem ich ihre Todesnachricht vernahm, zündete ich eine Kerze an und bat sie, mir ein Zeichen zu geben. Als ich am nächsten Tag meinen Computer anschaltete, spielte dieser völlig verrückt und druckte eigenständig Botschaften und Fotos von meiner Schwester aus. Ich spürte ihre liebevolle Anwesenheit.

Nachtodkontakte und ihre Bedeutung für unser Leben

Begegnungen mit Verstorbenen haben eine außerordentlich heilsame Wirkung, besonders auf trauernde Eltern. Sie mildern die tiefe Trauer und vermitteln die Gewissheit, dass das Leben nach dem Tod weitergeht. Die Erlebenden wissen dann, dass sie von den Verstorbenen nicht getrennt sind.

Wenn wir den Tod akzeptieren können und die Trauer durchschreiten, ist das stets damit verbunden, dass wir seelisch und geistig daran wachsen. Nach dem Tod eines Kindes ist nichts mehr so, wie es früher war. Wer dann die tröstende Nähe seines Kindes spürt, vermag selbst in der tiefsten Verzweiflung Licht und Hoffnung zu empfinden. Dadurch verändern sich trauernde Eltern in ihrer Persönlichkeit und erfahren einen tiefen inneren Wandel. Alte Glaubenssysteme zerbrechen, Blockaden und Ängste werden aufgelöst.

Nachtodkontakte sind sehr mächtige, spirituelle Erfahrungen. Das Bewusstsein erweitert sich, und die Betroffenen wissen aus eigener Anschauung, dass ihr Leben und auch das ihres verstorbenen Kindes in ein höheres Sein eingebettet ist:

Liebe geht nie verloren; wir bleiben mit dem Verstorbenen in Verbindung. Das geht einher mit der tröstlichen Einsicht, dass wir uns wiedersehen werden.

Geprägt sind die Kontakte von Verständnis und Mitgefühl seitens der Verstorbenen. Besonders überzeugend sind Phänomene, die von mehreren Personen gleichzeitig erlebt werden.

Wir leben in einer Zeit, in der den Nachtodkontakten viel Skepsis entgegengebracht wird. Es gibt sehr viele Menschen, die intensive, lebensverändernde Erfahrungen gemacht haben, sich aber nicht trauen, mit anderen darüber zu sprechen, und zwar aus Angst, nicht ernst genommen zu werden. Es ist wohl immer noch eines der größten Tabuthemen, über persönliche Erfahrungen mit Sterben, Tod und der Zeit nach dem Tod zu sprechen.

Es wäre an der Zeit, in den öffentlichen Medien den Erlebenden eine Stimme zu geben und nicht alles leichtfertig abzutun. Die meisten Menschen wissen nicht, wie verbreitet derartige Phänomene sind. Fakt ist, dass Verstorbene auf vielfältige Weise mit uns in Kontakt treten. Millionen von Menschen erhalten durch Nachtodkontakte konkrete, fassbare Beweise für ein Leben nach dem Tod. Wir sind nie allein – die für uns unsichtbare geistige Welt durchdringt alles Sein.

Literatur

Al-Chokhachy, Elissa: Der Tod meines Kindes und das Leben danach. Wunderbare Zeichen der Hoffnung. Güllesheim 2014

Alexander, Eben & Newell: Karen. Tore ins unendliche Bewusstsein. München 2018

Atwater, P.M.H.: Im Tod das Leben. Gotteserkenntnis in der Nahtoderfahrung. Immenstadt 2015

Barton, Steffany: Das Jenseits ist kein dunkler Ort. Der Weg der Seele nach dem Suizid. München 2016

Bowman, Carol: Ich werde wieder bei dir sein! Wiedergeburt in der Familie. Hanau 2016

Bowman, Carol: Mama, ich war schon einmal erwachsen! Kinder erinnern sich an frühere Leben. Hanau 2012

Dyer, Wayne W.: Erinnerungen an den Himmel. Was Kinder aus der Zeit vor ihrer Geburt berichten. München 2016

Funk, Miriam: Tabuthema Fehlgeburt. Frankfurt a.M. 2017

Guggenheim, Bill & Judy: Trost aus dem Jenseits. Unerwartete Begegnungen mit Verstorbenen. München 1997

Jakoby, Bernard: Alles wird gefügt. Hilfe im Umgang mit Tod und Trauer. München 2005

Jakoby, Bernard: Auch du lebst ewig. Die Ergebnisse der modernen Sterbeforschung. München 2000

Jakoby, Bernard: Keine Seele geht verloren. Hilfe und Hoffnung bei plötzlichen Todesfällen und Suizid. München 2003

Jakoby, Bernard: Wege der Unsterblichkeit. München 2011

Klink, Joanne: Früher, als ich groß war. Reinkarnationsveränderungen von Kindern. Grafing 1998

Kübler-Ross, Elisabeth: Der Liebe Flügel entfalten. Neuwied 1996, S. 49f.
Kübler-Ross, Elisabeth: Kinder und Tod. Zürich 1984
László, Ervin & Peake, Anthony: Unsterbliches Bewusstsein. Kontinuität des Selbst jenseits vom Gehirn. Immenstadt 2016
Long, Jeffrey & Perry, Paul: Neue Beweise für ein Leben nach dem Tod. München 2017
Lothrop, Hannah: Gute Hoffnung, jähes Ende. Fehlgeburt, Totgeburt und Verluste in der frühen Lebenszeit. München 2016
Maier, Johann Nepomuk: Jenseits des Greifbaren. Engel, Geister und Dämonen. Weinheim 2016
Moorjani, Anita: Heilung im Licht. München 2012
Morse, Melvin & Perry, Paul: Zum Licht. Was wir von Kindern lernen können, die dem Tod nah waren. München 1994
Newton, Michael: Die Abenteuer der Seelen. Neue Fallstudie zum Leben zwischen den Leben. Wettswil 2001
Parti, Rajiv & Perry, Paul: Erwachen im Licht. München, 2016
Puryear, Anna: Stephen lebt. Leben, Suizid und Jenseits meines Sohnes Stephen. Berlin 2007
Rand, Hollister: Ich bin nicht tot, nur anders. Kinder berichten aus dem Jenseits. Reinbek bei Hamburg 2012
Ring, Kenneth & Elsässer-Valarino, Evelyn: Im Angesicht des Lichts. München 1999
Schwartz, Robert: Die Mission der Seele. München 2015
Sutherland, Cherie: Tröstliche Begegnungen mit verstorbenen Kindern. Eltern berichten. München 1997
Tucker, Jim B.: Kinder erinnern sich. Dem faszinierenden Phänomen der Wiedergeburt auf der Spur. Berlin 2014
Wambach, Helen: Leben vor dem Leben. München 1980
Weiss, Brian: Die zahlreichen Leben der Seele, die Chronik einer ungewöhnlichen Rückführungstherapie. München 1994
Whitton, Joel L. & Fischer, Joe: Das Leben zwischen den Leben. München 1989
Yogananda, Paramahansa: Gott spricht mit Arjuna. Die Bhagavad Gita. Los Angeles 2005

Anmerkungen

1 Moorjani, Anita: Heilung im Licht. München 2012. S. 188 f.
2 László, Ervin & Peake, Anthony: Unsterbliches Bewusstsein. Kontinuität des Selbst jenseits vom Gehirn. Immenstadt 2016. S. 148
3 Moorjani, Anita: Heilung im Licht. München 2012. S. 190
4 Maier, Johann Nepomuk: Jenseits des Greifbaren. Engel, Geister und Dämonen. Weinheim 2016. S. 77
5 Ring, Kenneth & Elsässer-Valarino, Evelyn: Im Angesicht des Lichts. München 1999. S. 293
6 Jakoby, Bernard: Wege der Unsterblichkeit. München 2011. S. 184
7 Long, Jeffrey & Perry, Paul: Neue Beweise für ein Leben nach dem Tod. München 2017. S. 79 f.
8 Parti, Rajiv & Perry, Paul: Erwachen im Licht. München 2016. S. 81
9 Yogananda, Paramahansa: Gott spricht mit Arjuna. Die Bhagavad Gita. Los Angeles 2005. Bd. 1, S. 529
10 Jakoby, Bernard: Auch du lebst ewig. Die Ergebnisse der modernen Sterbeforschung. München 2000. S.127
11 Ebd., S.199
12 Klink, Joanne: Früher, als ich groß war. Reinkarnationsveränderungen von Kindern. Grafing 1998. S.109
13 Tucker, Jim B.: Kinder erinnern sich. Dem faszinierenden Phänomen der Wiedergeburt auf der Spur. Berlin 2014. S. 9–28

14 Alexander, Eben & Newell, Karen: Tore ins unendliche Bewusstsein. München 2018. S. 284

15 Tucker, Jim B.: Kinder erinnern sich. Dem faszinierenden Phänomen der Wiedergeburt auf der Spur. Berlin 2014. S. 83

16 Wambach, Helen: Seelenwanderung. Wiedergeburt durch Hypnose. München 1984. S. 151

17 Ebd., S. 152

18 Ebd., S. 156

19 Dyer, Wayne W.: Erinnerungen an den Himmel. Was Kinder aus der Zeit vor ihrer Geburt berichten. München 2016. S. 11

20 Ebd., S. 41

21 Ebd., S. 43

22 Ebd., S. 219

23 Ebd., S. 222

24 Ebd., S. 223 f.

25 Bowman, Carol: Mama, ich war schon einmal erwachsen! Kinder erinnern sich an frühere Leben. Hanau 2012. S. 17

26 Ebd., S. 18

27 Weiss, Brian: Heilung durch Reinkarnationstherapie. Ganzwerdung über die Erfahrung früherer Leben. München 1995. S. 68

28 Bowman, Carol: Mama, ich war schon einmal erwachsen! Kinder erinnern sich an frühere Leben. Hanau 2012. S. 164

29 Bowman, Carol: Ich werde wieder bei dir sein! Wiedergeburt in der Familie. Hanau 2016. S. 177

30 Ebd., S. 176

31 Whitton, Joel L. & Fischer, Joe: Das Leben zwischen den Leben. München 1989. S. 46

32 Ebd., S. 51

33 Ebd., S. 52

34 Ebd., S. 54 f.

35 Ebd., S. 61

36 Ebd., S. 56

37 Newton, Michael: Die Reisen der Seele, karmische Fallstudien. Wettswil 1996. S. 18

38 Ebd., S. 15

39 Ebd., S. 24

40 Ebd., S. 53

41 Weiss, Brian: Die zahlreichen Leben der Seele, die Chronik einer ungewöhnlichen Rückführungstherapie, München 1994. S. 46

42 Ebd., S. 72 f.

43 Ebd., S. 108

44 Bowman, Carol: Ich werde wieder bei dir sein! Wiedergeburt in der Familie. Hanau 2016. S. 178

45 Ebd., S. 181

46 Newton, Michael: Die Reisen der Seele, karmische Fallstudien. Wettswil 1996. S. 175

47 Wambach, Helen: Leben vor dem Leben. München 1980. S. 45

48 Ebd., S. 48

49 Ebd., S. 55

50 Bowman, Carol: Mama, ich war schon einmal erwachsen! Kinder erinnern sich an frühere Leben. Hanau 2012. S. 338

51 Dyer, Wayne W.: Erinnerungen an den Himmel. Was Kinder aus der Zeit vor ihrer Geburt berichten. München 2016. S. 81 f.

52 Ebd., S. 90

53 Jakoby, Bernard: Keine Seele geht verloren. Hilfe und Hoffnung bei plötzlichen Todesfällen und Suizid. München 2003. S. 77

54 Al-Chokhachy, Elissa: Der Tod meines Kindes und das Leben danach. Wunderbare Zeichen der Hoffnung, Güllesheim 2014. S. 61

55 Morse, Melvin & Perry, Paul: Zum Licht. Was wir von Kindern lernen können, die dem Tod nah waren. München 1994. S. 70 f.

56 Kübler-Ross, Elisabeth: Kinder und Tod. Zürich 1984. S. 237

57 Morse, Melvin & Perry, Paul: Zum Licht. Was wir von Kindern lernen können, die dem Tod nah waren. München 1994. S. 78 f.

58 Jakoby, Bernard: Alles wird gefügt. Hilfe im Umgang mit Tod und Trauer. München 2005. S. 110

59 Ebd., S. 113

60 Ebd., S. 115

61 P.M.H. Atwater: Im Tod das Leben. Gotteserkenntnis in der Nahtoderfahrung. Immenstadt 2015. S. 45 f.

62 Ebd., S. 113

63 Bowman, Carol: Ich werde wieder bei dir sein! Wiedergeburt in der Familie. Hanau 2016. S. 249 f.

64 Dyer, Wayne W.: Erinnerungen an den Himmel. Was Kinder aus der Zeit vor ihrer Geburt berichten. München 2016. S. 48

65 Bowman, Carol: Ich werde wieder bei dir sein! Wiedergeburt in der Familie. Hanau 2016. S. 249 f.

66 Bowman, Carol: Ich werde wieder bei dir sein! Wiedergeburt in der Familie. Hanau 2016. S. 61

67 Ebd., S. 14 f.

68 Wambach, Helen: Leben vor dem Leben. München 1980. S. 126

69 Ebd., S. 129

70 Ebd., S. 133

71 Ebd., S. 141

72 Ebd., S. 142

73 Ebd., S. 143 f.

74 Lothrop, Hannah: Gute Hoffnung, jähes Ende. Fehlgeburt, Totgeburt und Verluste in der frühen Lebenszeit. München 2016. S.29

75 Funk, Miriam: Tabuthema Fehlgeburt. Frankfurt a.M. 2017. S. 59

76 Ebd., S. 61

77 Ebd., S. 61
78 Bowman, Carol: Ich werde wieder bei dir sein! Wiedergeburt in der Familie. Hanau 2016. S. 205
79 Ebd., S. 205
80 Ebd., S. 207 f.
81 Wambach, Helen: Leben vor dem Leben. München 1980. S. 105
82 Ebd., S. 105
83 Ebd., S. 111
84 Newton, Michael: Die Abenteuer der Seelen. Neue Fallstudie zum Leben zwischen den Leben. Wettswil 2001. S. 337 f.
85 Kübler-Ross, Elisabeth: Der Liebe Flügel entfalten. Neuwied 1996. S. 49 f.
86 Bowman, Carol: Ich werde wieder bei dir sein! Wiedergeburt in der Familie. Hanau 2016. S. 237
87 Barton, Steffany: Das Jenseits ist kein dunkler Ort. Der Weg der Seele nach dem Suizid. München 2016. S. 38
88 Ebd., S. 49
89 Ebd., S. 55
90 Rand, Hollister: Ich bin nicht tot, nur anders. Kinder berichten aus dem Jenseits. Reinbek bei Hamburg 2012. S. 142
91 Schwartz, Robert: Die Mission der Seele. München 2015. S. 205 f.
92 Barton, Steffany: Das Jenseits ist kein dunkler Ort. Der Weg der Seele nach dem Suizid. München 2016. S. 64 f.
93 Puryear, Anna: Stephen lebt. Leben, Suizid und Jenseits meines Sohnes Stephen. Berlin 2007. S. 330
94 Barton, Steffany: Das Jenseits ist kein dunkler Ort. Der Weg der Seele nach dem Suizid. München 2016. S. 87
95 Sutherland, Cherie: Tröstliche Begegnungen mit verstorbenen Kindern. Eltern berichten. München 1997. S. 56 f.
96 Ebd., S. 53
97 Al-Chokhachy, Elissa: Der Tod meines Kindes und das Leben

danach. Wunderbare Zeichen der Hoffnung, Güllesheim 2014. S. 163 f.

98 Guggenheim, Bill & Judy: Trost aus dem Jenseits. Unerwartete Begegnungen mit Verstorbenen. München 1997. S. 33

99 Al-Chokhachy, Elissa: Der Tod meines Kindes und das Leben danach. Wunderbare Zeichen der Hoffnung, Güllesheim 2014. S. 101

100 Ebd., S. 85

101 Ebd., S. 89

102 Sutherland, Cherie: Tröstliche Begegnungen mit verstorbenen Kindern. Eltern berichten. München 1997. S. 72

103 Medhus, Elisa: Von der anderen Seite. Gespräche zwischen Mutter und Sohn. München 2014. S. 151

104 Sutherland, Cherie: Tröstliche Begegnungen mit verstorbenen Kindern. Eltern berichten. München 1997. S. 68

105 Guggenheim, Bill & Judy: Trost aus dem Jenseits. Unerwartete Begegnungen mit Verstorbenen. München 1997. S. 92

106 Ebd., S. 96

107 Ebd., S. 127

108 Ebd., S. 149

Über den Autor

Bernard Jakoby, 1957 geboren, gilt im deutschsprachigen Raum als der Experte für Sterben und Trauerarbeit. Durch seine Vorträge und Seminare trägt er wesentlich zur Enttabuisierung des Themas Tod bei. Seine Bücher sind Bestseller und wurden in viele Sprachen übersetzt. Der Autor lebt in Berlin.

Kontakt:

www.sterbeforschung.de
E-Mail: jakoby@sterbeforschung.de

Wenn Sie mir einen Brief schreiben möchten, senden Sie ihn bitte an folgende Adresse:

Verlagsgruppe Droemer Knaur GmbH & Co. KG
Hilblestr. 54
D-80636 München

Bernard Jakoby · Marie-Luise Nieberle

Ich lass dich nicht allein im Sterben

Würdevoll Abschied nehmen

Der bekannte Sterbeforscher Bernard Jakoby und die Hospizleiterin Marie-Luise Nieberle geben praktische Hinweise, wie Angehörige einfühlsam einen Sterbenden begleiten können. Denn viele Menschen fühlen sich überfordert und hilflos, wenn sie mit dem Sterben eines nahen Angehörigen konfrontiert sind. Bernard Jakoby erklärt alles Wichtige, was man heute über den Sterbeprozess weiß. Viele Beispiele aus der täglichen Praxis der Hospizarbeit verdeutlichen, wie ein würdevoller Abschied gestaltet werden kann. Sehr oft zeigt sich: Wer einen Sterbenden begleitet, gewinnt eine ganz neue Sicht auf das eigene Leben.

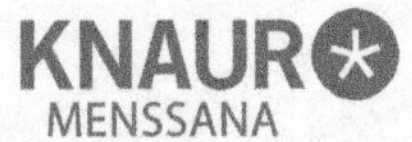